Dr Ali Khan
Dr Snehal Sinha
Dr Mantasha Khan

Manejo da criança especial em odontopediatria

Dr Ali Khan
Dr Snehal Sinha
Dr Mantasha Khan

Manejo da criança especial em odontopediatria

ScienciaScripts

Imprint

Any brand names and product names mentioned in this book are subject to trademark, brand or patent protection and are trademarks or registered trademarks of their respective holders. The use of brand names, product names, common names, trade names, product descriptions etc. even without a particular marking in this work is in no way to be construed to mean that such names may be regarded as unrestricted in respect of trademark and brand protection legislation and could thus be used by anyone.

Cover image: www.ingimage.com

This book is a translation from the original published under ISBN 978-620-7-84306-0.

Publisher:
Sciencia Scripts
is a trademark of
Dodo Books Indian Ocean Ltd. and OmniScriptum S.R.L publishing group

120 High Road, East Finchley, London, N2 9ED, United Kingdom
Str. Armeneasca 28/1, office 1, Chisinau MD-2012, Republic of Moldova, Europe
Printed at: see last page
ISBN: 978-620-7-93073-9

Índice

INTRODUÇÃO

As crianças com necessidades especiais de cuidados de saúde (NEE) constituem um vasto sector da sociedade, abrangendo crianças que vivem com dificuldades crónicas físicas, cognitivas, de comunicação e/ou comportamentais. Mais de mil milhões de pessoas (cerca de 15% da população mundial) estão registadas como tendo algum tipo de deficiência ou necessidade especial. Destas, estima-se que 93 milhões de crianças (com idades compreendidas entre os 0 e os 14 anos) vivam com necessidades moderadas ou graves; destas, 13 milhões de crianças sofrem de dificuldades graves. Relativamente às pessoas com 15 anos ou mais, cerca de 892 milhões vivem com necessidades moderadas ou graves, sendo que 175 milhões vivem com dificuldades graves.

A saúde oral é uma parte essencial do bem-estar geral de um indivíduo. Isto é particularmente verdade no caso das crianças com necessidades especiais de cuidados de saúde, uma vez que estas correm um risco acrescido de desenvolver doenças orais ao longo da vida. Além disso, as crianças com necessidades especiais de cuidados de saúde têm requisitos de saúde oral adicionais que requerem uma gestão num ambiente de cuidados dentários adaptado às suas necessidades específicas por um prestador de cuidados orais com conhecimentos e formação especializados. Os cuidados dentários para crianças com necessidades especiais ainda não são considerados uma prioridade por alguns sistemas de saúde, apesar dos apelos à investigação sobre a gestão óptima destas crianças. Wright (1975) argumenta que é crucial investir na criação de uma atitude positiva em relação aos serviços de saúde oral para as crianças com NEE e envolvê-las

Assim, apesar da sua clara importância, a prestação de bons cuidados orais a crianças com NSC pode ser repleta de dificuldades. Os desafios que estas crianças enfrentam são constantes, e as suas necessidades orais graves ficam muitas vezes por tratar. Além disso, a capacidade desta população para aceder aos cuidados dentários necessários pode ser dificultada pela natureza complexa dos seus problemas médicos mais vastos, bem como pelos problemas comportamentais e pelo envolvimento da família na obtenção de cuidados orais adequados

CRIANÇA COM DEFICIÊNCIA DE DESENVOLVIMENTO

Todas as crianças são pessoas especiais, mas algumas crianças podem necessitar de cuidados especiais devido a necessidades físicas, emocionais, de saúde ou de desenvolvimento. Os tipos de necessidades especiais variam muito. Podem ser simples alergias, atrasos no desenvolvimento, uma deficiência diagnosticada ou uma doença grave.

Uma criança com uma deficiência de desenvolvimento pode crescer e desenvolver-se mais lentamente do que as outras crianças. O seu desenvolvimento físico, mental ou emocional pode ser afetado. As várias deficiências de desenvolvimento são:

A. Retardo mental

B. Autismo

C. Síndrome de Down

D. Paralisia cerebral

(A) *ATRASO MENTAL*

O atraso mental (RM) é uma das perturbações do desenvolvimento mais comuns. Pode ser idiopático e difícil de reconhecer em crianças de aparência normal que apresentam atrasos de desenvolvimento.

O atraso mental foi definido pela Associação Americana de Deficiência Mental (AAMD) como "um funcionamento intelectual geral abaixo da média, que tem origem durante o período de desenvolvimento e está associado a uma perturbação do comportamento adaptativo".

A AAMD classifica o atraso mental em quatro categorias, de acordo com o quociente de inteligência: atraso mental ligeiro, moderado, grave ou profundo. Um indivíduo é classificado como:

- atraso mental ligeiro se o seu QI for de 50-55 a cerca de 70

- atraso moderado, QI 35-40 a 50

- atraso grave, QI 20-25 a 35

- atraso profundo, QI inferior a 20-25. (2)

Grau de incapacidade mental	SB-IV*	WISC-III*	Comunicação	Requisitos especiais para cuidados dentários
Suave	67-52	69-55	Deve ser capaz de falar suficientemente bem para a maioria das necessidades de comunicação	Tratar como uma criança normal; uma sedação ligeira ou analgesia com óxido nitroso e oxigénio pode ser benéfica
Moderado	51-86	54-40	Possui vocabulário e competências linguísticas que lhe permitem comunicar com os outros a um nível básico	A sedação ligeira a moderada pode ser benéfica; utilizar restrições e reforço positivo; a anestesia geral pode ser indicada em casos de cáries dentárias

				graves e generalizadas
Grave ou profunda	85 e menos	89 e inferior	Mudo ou comunica em grunhidos; pouca ou nenhuma capacidade de comunicação	O mesmo que para os atrasados mentais moderados

A definição de atraso mental da American Psychiatric Association Diagnostic and Statistical Manual of Mental Disorders, 4th edition-Text Revision (DSM-IV-TR) difere da da AAMR na medida em que a sua pontuação de corte de QI para RM continua a ser 70.[6]

Os termos descritivos que são utilizados em vez de atraso mental incluem deficiência mental, incapacidade mental, incapacidade intelectual, défice cognitivo e, dependendo da idade do indivíduo, atraso no desenvolvimento e dificuldade de aprendizagem.

❖ Epidemiologia

As pessoas com deficiência constituem uma parte substancial da comunidade e estima-se que, a nível mundial, existam cerca de 500 milhões de pessoas com deficiência. De acordo com o relatório da National Sample Survey Organization, a população com deficiência mental representa 0,44 milhões de indivíduos e 11,34% do total de deficientes.

❖ Preocupações clínicas

Clinicamente, o atraso mental é caracterizado pelos seguintes sintomas[7] :

- Baixa estatura
- Pterígio

- Trigonocefalia

- Testa saliente

- Face plana

- Mandíbula pequena

- Mordente rebaixado

- Orelhas pequenas

- Orelhas em falta

- Músculos perdidos

- Hipermetropia

- Atraso na puberdade

- Orelhas baixas

- Dedos longos e finos

- Anomalias dos dentes

- Dedos palmados

- Pescoço curto

- Boca pequena

- Hipospádias

- Pés de pato

- Convulsões

- Retardo mental

- Corpo caloso subdesenvolvido

- Cabeça pequena

- Hipotiroidismo

- Olhos arregalados

- Anomalia cardíaca congénita

- Alterações dos vasos sanguíneos da retina

- Fenda palatina

- Testa proeminente

❖ **Estado de saúde oral**

- Verificou-se que a população com deficiência mental tem uma higiene oral deficiente, uma maior prevalência de doença periodontal e uma maior prevalência de cáries.

- A falta de higiene oral adequada tem sido sugerida como a principal causa de doença periodontal em indivíduos com deficiências.

- A razão para uma higiene oral deficiente nas crianças com deficiência tem sido atribuída a uma menor capacidade de compreensão das instruções, a um baixo poder de concentração e à falta de capacidades motoras e inatas e à falta de coordenação manual.

❖ **Considerações sobre o tratamento dentário preventivo**

A prevenção de doenças e infecções orais é a chave para os cuidados orais das pessoas com deficiência. Assim, o prestador de cuidados dentários deve gerir a condição incapacitante e modificar o tratamento conforme necessário, a fim de prestar cuidados dentários de qualidade e protocolos de saúde oral preventiva.

- Avaliação pré-tratamento:

O profissional deve fazer uma história clínica correcta e consultar o seu médico para avaliar o seu estado clínico. Os cuidadores ou o tutor devem recolher cuidadosamente informações sobre as suas práticas de higiene oral apenas na altura da primeira consulta. O consentimento para os cuidados deve ser obtido do paciente ou do tutor legal. A marcação da consulta deve ser feita numa altura conveniente para o doente e para o prestador de cuidados; a hora e a duração preferidas da consulta dependem da deficiência específica do indivíduo.

- Gestão dos doentes:

Deve ser determinado o método adequado de gestão do comportamento; as modalidades podem ir desde a garantia de um ambiente calmo e amigável, à modificação do comportamento, à utilização de sedação farmacológica e restrições físicas, e a combinações de estratégias. Para efetuar uma gestão adequada, deve ter-se em conta o seguinte:

- *Criar um ambiente descontraído*: Para descontrair o paciente, o pessoal dentário deve cumprimentá-lo e dar-lhe as boas-vindas, acompanhando-o até à sala de tratamento. Evitar guardar os instrumentos com perspectivas perigosas, abertamente, que possam assustar o doente. O bloco operatório deve ter uma iluminação suave e uma música suave a tocar baixinho ao fundo.

- *Capacidade de comunicação:* Comunicar com uma voz suave e usar um toque gentil ajudará muito a ajudar o doente a relaxar. A comunicação com uma pessoa que tem necessidades especiais também requer frequentemente paciência. A idade mental destes doentes pode variar entre os 6 meses e os 6 ou 7 anos, em corpos com idades compreendidas entre os 20 e os 80 anos, e pode ser fácil esquecer que eles não comunicam como os outros adultos.

-Dizer, *mostrar, fazer:* Antes de efetuar qualquer passo do procedimento, informar o doente e mostrar-lhe os instrumentos que vão ser utilizados no procedimento. Comece com o objeto ou procedimento que menos medo promove e avance para os graus mais elevados.

- *Utilização de ajudas adequadas:* Um suporte de boca ajustável permitirá ao doente abrir a boca durante um longo período de tempo. Também evitará o traumatismo do dedo do dentista. Estes doentes podem necessitar de uma maior estabilização da cabeça. O procedimento de higiene oral é melhor conseguido para crianças com deficiência mental com a criança deitada em decúbito dorsal no chão, sofá ou cama e a cabeça apoiada no colo da mãe. São necessários bons apoios para os dedos e a retração das bochechas e dos lábios para proporcionar cuidados adequados. O enxaguamento e a aspiração pelo assistente dentário são essenciais. Os clientes podem ter a língua aumentada e/ou dificuldades de deglutição, o que pode fazer com que reajam inesperadamente quando há líquidos na boca. Os comportamentos dentários desadaptativos requerem algum tipo de contenção dentária.

❖ **Protocolo preventivo de saúde oral**

O estado de saúde oral destes grupos com deficiência deve ser melhorado através de uma maior sensibilização para a necessidade fundamental de uma prevenção eficaz desde a mais tenra idade, através dos pediatras, dos técnicos de saúde e das equipas comunitárias e de cuidados primários.

a) Educação para a saúde oral

- Todos os programas de promoção da saúde oral das crianças com deficiência devem ter objectivos específicos, mensuráveis, adequados, realistas e temporais (SMART). Os objectivos devem incluir o desenvolvimento de políticas, a melhoria da disponibilidade de escolhas saudáveis, a melhoria das competências em matéria de higiene oral e a prestação de serviços.

- A dieta: O papel do açúcar na promoção do processo de cárie dentária tem sido deduzido de numerosos estudos epidemiológicos, laboratoriais e clínicos. Uma dieta equilibrada é essencial para a nutrição, bem como uma parte do programa preventivo para as crianças deficientes.
- Todas as actividades preventivas devem ter uma componente educativa e uma avaliação da saúde oral deve ser incluída como parte da avaliação geral da saúde.

b) Controlo da placa

Pode ser efectuada por meios mecânicos ou por quimioprofilaxia. Meios mecânicos: A escova de dentes é um meio mecânico eficaz para remover a placa bacteriana. No entanto, a maior parte dos deficientes mentais não é capaz de a manusear corretamente e necessita frequentemente da ajuda dos seus prestadores de cuidados. Foi sugerido que a remoção completa da placa bacteriana com uma escova de dentes convencional não é realista para este grupo. Entre elas está a escova de cabeça tripla, que foi concebida para limpar as superfícies oral, bucal e oclusal dos dentes com uma única passagem e é recomendada para certos indivíduos com capacidades manuais limitadas.

- Meios químicos: O uso da clorexidina, o tratamento de escolha para a gengivite, é indicado em populações com deficiências de desenvolvimento, medicamente comprometidas e dependentes que são incapazes de remover a placa bacteriana por meios mecânicos. Para as pessoas incapazes de utilizar a clorexidina como elixir bucal, o agente pode ser eficazmente esfregado nos dentes com um aplicador, pulverizado nos dentes, aplicado com uma escova de dentes ou utilizado como gel.

c) Selante de fossas e fissuras

Nesta população de alto risco, os selantes de fossas e fissuras devem ser aplicados nos dentes permanentes logo após a erupção, uma vez que estas medidas são altamente eficazes na prevenção de cáries oclusais e os pais devem ser aconselhados sobre a necessidade de monitorização e manutenção regulares dos selantes de fissuras. Como as crianças que necessitam de cuidados especiais são um grupo prioritário para a utilização de selantes, a sua utilização deve ser recomendada nos dentes permanentes recém-erupcionados

d) Fluoreto

Os benefícios do flúor para a prevenção e controlo da cárie dentária estão bem documentados. A otimização do flúor na água potável continua a ser a pedra angular da prevenção, mas, na sua ausência, são recomendados suplementos dietéticos de flúor, pasta dentífrica com flúor e aplicações tópicas. A utilização de pasta dentífrica com flúor ajudaria a reduzir o risco de cárie, e a utilização rotineira destes comportamentos regulares poderia manter as crianças conscientes dos cuidados de saúde oral. Para uso profissional, os vernizes fluoretados são o método mais seguro e prático para o paciente, pelo que a sua utilização deve ser recomendada para estas escolas especiais. O verniz fluoretado é um agente dentário preventivo quase ideal para crianças com fraca tolerância aos procedimentos dentários.

e) Serviços de saúde oral nas escolas

- Os estabelecimentos de ensino devem incluir a saúde oral nos programas de formação ou de socialização.
- Melhorar as relações entre a comunidade escolar através da criação de um conselho de saúde dentária que inclua professores, pais, líderes comunitários, profissionais de medicina dentária, etc,

- Os professores, o pessoal das instituições e os pais devem receber formação em serviço sobre a promoção de uma boa saúde oral para as crianças com deficiência e sobre a forma de aceder aos cuidados orais.
- As ligações positivas entre os estabelecimentos de ensino e os serviços dentários são essenciais para promover a saúde oral das crianças com deficiência. Para melhorar os resultados em termos de saúde oral, recomenda-se uma formação avançada para os prestadores de serviços dentários e o pessoal das escolas.
- Realização de inspecções dentárias, que podem servir de base à educação para a saúde dentária.
- Estabelecer programas específicos, tais como campanhas de educação sobre a escovagem dos dentes, programas de lavagem com flúor nas salas de aula, aconselhamento sobre dietas, etc.
- Acompanhamento das inspecções dentárias.

Devem ser implementados e reforçados programas regulares de escovagem dos dentes nas escolas em todos estes grupos de pessoas com deficiência. As crianças devem ser instruídas a lavar os dentes duas vezes por dia e a higiene oral deve ser praticada na escola e supervisionada pelos professores. Recomendação:

- Profilaxia inicial

- Aplicação mensal de flúor tópico

- Selagem periódica e profilaxia

- Motivação contínua das crianças que conseguem lidar com escovas de dentes especiais.

- Motivação e educação para a saúde dos tutores e cuidadores

- Aconselhamento dietético ao pessoal de supervisão.

- Motivação dos sujeitos e tutores para visitas de manutenção frequentes.

- Prestação de serviços contínuos de saúde oral nas escolas.

- Desenvolver e implementar programas educativos para estudantes de medicina dentária, médicos residentes e dentistas em exercício e capacitar os professores e os pais para se tornarem gestores mais eficazes das necessidades orais destes indivíduos.

(B) AUTISMO

A perturbação do autismo (DA) foi explicada pela primeira vez por Leo Kanner em 1943, um psicólogo infantil americano. A perturbação do autismo é também conhecida como autismo de Kanner, autismo infantil ou autismo infantil precoce. O autismo ou perturbação autista é uma incapacidade grave de neurodesenvolvimento que se distingue por uma grande deficiência nas capacidades de comunicação, interacções sociais mútuas e estereótipos cíclicos de interesses ou comportamentos.

A perturbação autista (DA) é classificada no DSM-IV (Manual de Diagnóstico e Estatística das Perturbações Mentais, 4.ª ed.) na secção Perturbações Pervasivas do Desenvolvimento (PDD): 1) Comunicação social e interação social e 2) Comportamentos, interesses ou actividades restritos/repetitivos

O início da DA ocorre geralmente antes dos três anos. A expressão dos sintomas é muito variável. Para ser diagnosticado como autista, um doente tem de apresentar um determinado número de sintomas, embora nem todos tenham necessariamente de estar presentes ao mesmo tempo ou no mesmo grau.

❖ **Etiologia/condições médicas coexistentes**

- Existem fortes indícios de que a doença de Alzheimer é uma perturbação do desenvolvimento neurológico de base orgânica associada a anomalias na estrutura e função do cérebro.

❖ **Achados característicos**

- número reduzido de células de Purkinje nas regiões posteriores inferiores dos hemisférios cerebelares

- Truncamento no desenvolvimento da árvore dendrítica dos neurónios do sistema límbico,~6 e hipoplasia dos lóbulos VI e VII do cerebelo.

- Factores pré-natais como anomalias cromossómicas, infecções virais intra-uterinas ou perturbações metabólicas podem desempenhar um papel importante na patogénese da DA.

- As condições médicas coexistentes na DA são as perturbações convulsivas, a síndrome do X-frágil, a esclerose tuberosa e a fenilcetonúria A síndrome do X-frágil encontra-se em 2 a 5% dos indivíduos autistas e representa o maior subgrupo conhecido de doentes com DA com uma etiologia conhecida.

❖ **Incidência e Prevalência**

O autismo é uma catástrofe sanitária mundial que não conhece fronteiras, nacionalidade, estatuto social ou etnia. A incidência do AD varia entre 2-15 por 10.000 nascimentos, dependendo dos critérios utilizados para o diagnóstico. A prevalência prevista é de 1-2 por 1.000 para o autismo e 6 por 1.000 para a perturbação do espetro do autismo, com cerca de quatro vezes mais homens do que mulheres.

❖ **SINAIS E SINTOMAS**

1. Os bebés até 1 ano com autismo distinguem-se por:

- Interação especial reduzida, ausência de sorriso social Jack de expressão facial.

- Tónus muscular, postura e padrões de movimento anormais, por exemplo, desorganizados.

- Falha na orientação para o nome, falta de apontar, mostrar, diminuição da orientação para rostos.

- Ausência de irritação espontânea.

2. *Crianças pequenas*

- Não participam em brincadeiras de grupo, parecendo antes estar no seu próprio mundo

- Estas crianças reconhecem os seus próprios desejos, sentimentos e crenças diferentes do mundo que as rodeia.

3. *Adolescentes e jovens adultos*

- Normalmente, não se apercebem da presença e das necessidades dos outros.
- Incapacidade de empatia e de ver o mundo da perspetiva dos outros.
- Também não têm interesse em partilhar as suas realizações com os outros, preferindo antes dedicar-se a actividades solitárias.

❖ **Características da DA**

- O principal desafio para a equipa dentária pode ser a capacidade reduzida dos pacientes autistas para comunicar e relacionar-se com os outros.

- Outros problemas incluem um desenvolvimento intelectual desigual, movimentos corporais repetitivos peculiares, hiperatividade, capacidade de atenção limitada e um baixo limiar de frustração que pode levar a birras ou vocalizações bizarras.

- Os doentes com DA tendem a não gostar de mudanças no seu ambiente e precisam de mesmice e continuidade; podem reagir com birras a pequenas mudanças ambientais.

- As diferentes condições físicas que podem ocorrer incluem um movimento hiperativo do joelho, um fraco tónus muscular e uma fraca coordenação muscular.

- Se a musculatura oral estiver envolvida, pode ocorrer sialorreia e redução das capacidades mastigatórias, o que pode levar a uma tendência para engolir os alimentos em vez de os engolir.

❖ **Diagnóstico**

O diagnóstico da DA requer um rastreio do desenvolvimento seguido de uma avaliação diagnóstica exaustiva. Os exames gerais de desenvolvimento avaliam as capacidades de aprendizagem, os comportamentos, a fala e os movimentos, com a periodicidade correcta. Uma avaliação diagnóstica exaustiva inclui uma análise completa do comportamento e do desenvolvimento da criança, uma entrevista com os pais, um rastreio visual e auditivo e testes genéticos e neurológicos.

❖ **Gestão clínica**

A DA é uma doença heterogénea com uma vasta gama de expressões. Por conseguinte, as abordagens de tratamento que produzem um resultado positivo num doente podem revelar-se ineficazes para outro. Apesar disso, os artigos dentários sobre a DA mostram semelhanças relativamente a questões específicas com que os dentistas têm de lidar, bem como às técnicas de gestão farmacológica e comunicativa recomendadas. É importante recolher o máximo de informação possível quando se faz o historial de saúde. Ouvir atentamente os pais/cuidadores é um elemento-chave para ganhar a sua confiança, o que, por sua vez, ajudará imenso na recolha de dados.

- *O ambiente dentário*

A necessidade de continuidade do paciente pode exigir várias visitas ao consultório dentário antes da consulta de tratamento para familiarizar o paciente autista com as instalações e para estabelecer uma rotina. No entanto, antes da hospitalização, devem ser agendadas algumas visitas de pré-admissão, com um dos pais encorajado a ficar com o paciente. Foi demonstrado que um ambiente físico ascético diminuía efetivamente esses comportamentos negativos, pelo que se especulou que a austeridade e a ordem no ambiente envolvente teriam um efeito calmante no doente. Quando se transpõe isto para uma consulta dentária, é pouco realista exigir um bloco operatório especialmente concebido para os doentes com DA; no entanto, pode ser viável tratar o doente num bloco operatório único, silencioso e protegido, em vez de num bloco aberto, com decoração reduzida e luzes apagadas.

- *Estrutura das nomeações*

Devido à capacidade limitada de atenção do paciente com DA, devem ser planeadas consultas curtas e bem organizadas e o tempo de espera não deve exceder os 10-15 minutos para evitar perturbações. Para lidar com a preferência do indivíduo autista pela mesmice e aversão à mudança, deve ser estabelecida uma rotina, mantendo dias, horários e pessoal para cada visita ao dentista. As discussões sobre qualquer aspeto do trabalho atual devem ser evitadas durante o seu decurso. Uma música de fundo ligeira pode ser benéfica. Qualquer pessoa que participe no procedimento deve minimizar os movimentos porque a criança autista distrai-se facilmente.

(C) <u>SÍNDROME DE DOWN</u>

A Síndrome de Down, também designada por Trissomia 21, Trissomia G ou Mongolismo, é uma anomalia cromossómica. Foi descrita pela primeira vez por John Langdon Down em 1866. No entanto, a nomenclatura foi efectuada por Lejeune et al. em 1959.[10]

A síndrome de Down (SD) é uma doença autossómica congénita caracterizada por um crescimento generalizado e deficiência mental. Além disso, os indivíduos com SD podem apresentar alterações na anatomia do corpo, tais como características faciais diferentes, com uma face arredondada e achatada, uma prega epicântica, uma fenda palpebral oblíqua, orelhas dismóticas, um nariz achatado e achatado, um nariz curto e largo

pescoço, boca pequena com língua hipotónica com protrusão da língua, braquicefalia, baixa estatura, mãos que podem apresentar clinodactilia ou sindactilia, uma única prega palmar e pés pequenos[11] . Do ponto de vista do desenvolvimento e dos aspectos cognitivos, esta população pode apresentar dificuldades na aprendizagem. O nível de QI dos doentes com síndrome de Down é registado como 25 - 50, o que é frequentemente designado como atraso grave. É a causa genética mais comum de atraso mental.

A procura de cuidados dentários em pessoas com SD está a aumentar de dia para dia. Assim, um médico/dentista tem várias questões a ter em conta ao tratar um doente com esta doença.

❖ Epidemiologia

Na Índia, a síndrome de Down ocorre a uma taxa de 1,4 por 1.000 nascimentos. Prevê-se que seja de 1 em 750 nascimentos. Estima-se que mais de 30.000 bebés nascem com síndrome de Down todos os anos na Índia. De acordo com a Organização Mundial de Saúde (OMS), uma em cada 1100 crianças nascidas em todo o mundo tem uma anomalia genética do cromossoma 21.

❖ **Características orofaciais**

- A principal anomalia esquelética que afecta as estruturas orofaciais na síndrome de Down é um subdesenvolvimento ou hipoplasia da região médio-facial. A ponte do nariz, os ossos da face média e a maxila são relativamente mais pequenos em tamanho. Em muitos casos, isto causa uma relação oclusal de Classe III prognática que contribui para uma mordida aberta. A ausência ou redução do tamanho dos seios frontal e maxilar é comum.

- A incidência de respiração bucal é muito elevada devido a uma via aérea nasal pequena. A língua pode sobressair e parecer demasiado grande. A macroglossia verdadeira é rara, sendo antes encontrada uma macroglossia relativa, em que a língua tem um tamanho normal, mas a cavidade oral tem um tamanho reduzido devido ao subdesenvolvimento da face média.

- Ao exame, o palato de uma pessoa com síndrome de Down parece ser estreito com uma abóbada alta. Na realidade, a abóbada tem uma altura normal, mas os lados do palato duro são anormalmente espessos. Isto cria menos espaço na cavidade oral para a língua, afectando tanto a fala como a mastigação. Os patologistas da fala podem ajudar a ensinar o posicionamento correto da língua e a aumentar o tónus da musculatura orofacial.

- *Oclusão:* A má oclusão é um achado comum em indivíduos com SD. Os seguintes factores desempenham um papel importante na má oclusão: mordida aberta anterior, espaçamento dos dentes, impulso caraterístico da língua, agenesia dentária, atraso na erupção e/ou esfoliação da dentição decídua e permanente, desvio da linha média na arcada superior, respiração bucal, mastigação inadequada, bruxismo, disfunção da articulação temporomandibular (ATM), aparelho ligamentar hipotónico da ATM, distúrbios do desenvolvimento da mandíbula (platibasia) e da maxila (complexo médio-facial) e das relações maxilares.[10]

- *Dente*: Os indivíduos com Síndrome de Down apresentam uma verdadeira microdontia generalizada na dentição permanente, mas na dentição decídua isso não está bem documentado. As coroas clínicas são frequentemente cónicas, curtas e pequenas. Outro achado comum nos indivíduos com SD é o atraso na erupção dos dentes decíduos e permanentes. Hipoplasia e hipocalcificação do esmalte, afectando tanto a dentição decídua como a permanente. Com exceção do primeiro pré-molar inferior, o comprimento da coroa e da raiz dos dentes permanentes é mais curto do que o normal. O taurodontismo é um achado frequente nestas pessoas. O taurodontismo, juntamente com uma raiz anormalmente curta, reduziria a extensão da ligação periodontal e resultaria em mobilidade dentária.[10]

❖ **Doenças orais em indivíduos com Síndrome de Down**

- *Cáries dentárias*

A baixa prevalência de cáries dentárias, tanto na dentição decídua como na permanente, em indivíduos com SD tem sido amplamente referida. As crianças jovens com SD têm problemas de alimentação ou dificuldades comportamentais e estão, por isso, dependentes da alimentação por biberão durante um período prolongado, aumentando assim o risco de cáries por biberão. Os indivíduos que não apresentavam cáries tinham contagens significativamente mais baixas de *Streptococcus mutans*, mas concentrações salivares elevadas de IgA específica. Prevê-se que a baixa prevalência de cáries se deva à erupção tardia, ao tempo reduzido de exposição a um ambiente cariogénico, à microdontia, à dentição espaçada, à falta congénita de dentes, às fissuras superficiais dos dentes, ao pH salivar mais elevado e aos níveis de bicarbonato. Recentemente, foi relatado que um ambiente salivar diferente de electrólitos e pH é exibido em crianças com SD, levando a uma menor taxa de cárie relatada.

* *Doença periodontal*

Os indivíduos com SD apresentam geralmente uma higiene oral deficiente, expressa em inflamação gengival marginal, gengivite necrosante aguda e subaguda, recessão gengival, aumento da profundidade das bolsas, periodontite crónica avançada, perda óssea alveolar, supuração ou mesmo

abcessos, envolvimento da furca, aumento da mobilidade dentária e até perda de dentes .

A modificação adequada da terapia periodontal envolve a terapia periodontal não cirúrgica, associada à utilização regular de agentes químicos de controlo da placa bacteriana, e podem ser utilizadas visitas de retorno frequentes para gerir estes indivíduos.

* *Disfunção orofacial*

A disfunção orofacial em crianças com SD está relacionada à respiração bucal, hipotonia muscular e discrepância entre as arcadas alveolares. A terapia precoce com aparelhos, utilizando a placa de Castillo-Morales, tem sido promissora na estimulação dos lábios e da língua e na melhoria da função oromotora. A terapia oromotora também pode ser combinada com o tratamento ortodôntico funcional, como a expansão palatina com aparelho removível, a eliminação da interferência oclusal por meio do desgaste e o uso de overlay de compósito para liberar o movimento mandibular em crianças mais velhas

❖ **Considerações sistémicas**

- Embora 40 a 50% dos bebés com síndrome de Down nasçam com algum tipo de anomalia cardíaca, a maioria recebe correção cirúrgica nos primeiros anos de vida. No entanto, existe uma percentagem anormalmente elevada que desenvolve prolapso da válvula mitral (MVP) na idade adulta.

- Um sistema imunitário comprometido com uma diminuição correspondente do número de células T+ é caraterístico da maioria dos indivíduos com síndrome de Down. Isto contribui para uma maior taxa de infecções e é também um fator que contribui para a incidência extremamente elevada de doença periodontal.

- As crianças com síndrome de Down têm frequentemente infecções crónicas das vias respiratórias superiores (IRAs). Estas contribuem para a respiração bucal com os seus efeitos associados de xerostomia (boca seca) e fissura da língua e dos lábios. Há também uma maior incidência de úlceras aftosas, infecções orais por Candida e ANUG.

- Na síndrome de Down encontra-se geralmente um grau reduzido de tónus muscular (hipotonia). Isto afecta a musculatura da cabeça e da cavidade oral, bem como os grandes músculos esqueléticos. O tónus muscular reduzido nos lábios e nas bochechas contribui para um desequilíbrio de forças sobre os dentes, sendo a força da língua a que tem maior influência. Isto contribui para a mordida aberta frequentemente observada na síndrome de Down. Além disso, o tónus muscular reduzido provoca uma mastigação menos eficiente e uma limpeza natural dos dentes. Devido a esta mastigação ineficaz, pode ficar mais comida nos dentes depois de comer. Associado ao baixo tónus muscular observado na síndrome de Down está uma frouxidão ligamentar observada em todo o corpo.

❖ Objectivos do tratamento

Os objectivos do tratamento para qualquer população com deficiências de desenvolvimento devem ser os mesmos que para os doentes normais. Os planos de tratamento podem ter de ser adaptados conforme necessário devido à condição de cada indivíduo, mas o objetivo geral deve ser proporcionar um tratamento tão abrangente quanto possível. As áreas de cuidados dentários como a dentisteria cosmética, a ortodontia, a prótese dentária e a cirurgia oral reconstrutiva não devem ser excluídas simplesmente porque o doente tem síndrome de down.

❖ Gestão do comportamento

- O bom comportamento no consultório dentário aprende-se. Numa população com atraso na aprendizagem, isto pode ser um desafio para o dentista e para o pessoal. O tratamento dentário para crianças com síndrome de Down pode não ser procurado numa idade precoce. Pode haver problemas médicos mais urgentes, considerações financeiras ou os pais podem querer esperar até que a criança pareça madura o suficiente para lidar com uma visita ao dentista. Infelizmente, isto torna mais difícil ensinar os cuidados adequados em casa e desenvolver uma relação com a criança que resultará num comportamento cooperativo durante o tratamento dentário.

- Determinar o nível de comunicação é muito importante para desenvolver uma relação de cooperação com o seu paciente com síndrome de Down. O nível de linguagem recetiva vs. expressiva pode não ser o mesmo. A família ou o prestador de cuidados do paciente poderá orientar o pessoal dentário quanto ao nível de comunicação adequado.

- É importante que o dentista comunique diretamente com o doente sempre que possível, de modo a criar um nível de confiança. Assim, uma tecnologia especificamente concebida para ajudar indivíduos sem fala ou escrita funcionais ou com uma lacuna entre as suas necessidades comunicativas (falar e/ou escrever) é a 'comunicação aumentativa e alternativa' (CAA). A CAA inclui modos de comunicação assistida que requerem materiais ou dispositivos adicionais e subdivide-se em CAA de alta e baixa tecnologia. Os sistemas ou dispositivos de baixa tecnologia incluem livros ou quadros de comunicação (não eléctricos), palavras escritas em papel e fotografias. Os sistemas de alta tecnologia incluem auxiliares de comunicação por voz (VOCAs), conhecidos como "dispositivos geradores de fala", e software em computadores pessoais ou portáteis utilizado como auxiliar de comunicação (fornecendo resultados gravados ou escritos)[12] .

- No caso de pacientes mais difíceis que necessitem de um tratamento mais extenso, pode ser necessária medicação prévia e/ou restrições. No entanto, a maioria dos pacientes com síndrome de Down consegue lidar com cuidados dentários de rotina com um pouco mais de tempo e atenção durante a consulta.

- A marcação de consultas para o início do dia é benéfica, uma vez que tanto o doente como o operador estão mais descansados. As primeiras consultas devem ser apenas para orientação, e as consultas subsequentes podem exigir um pouco mais de tempo do que o normalmente permitido. O historial médico do doente deve ser obtido antes da primeira consulta. Isto permite uma consulta médica, se necessário, antes do início de qualquer tratamento.

(D) <u>PARALISIA CEREBRAL</u>

A paralisia cerebral (PC) é uma doença neurológica permanente heterogénea causada por lesões não progressivas no cérebro em desenvolvimento. Nesta doença, ocorre uma lesão ou malformação no sistema nervoso central em crescimento que afecta o desenvolvimento da função motora e da postura corporal antes, durante ou pouco depois do nascimento[14] . O termo "Cerebral" refere-se ao cérebro e "Paralisia" significa falta de controlo dos músculos. As perturbações motoras da paralisia cerebral são frequentemente acompanhadas por perturbações da sensibilidade, cognição, comunicação, perceção e/ou comportamento, e/ou por uma perturbação convulsiva.

❖ Factores de risco

A maioria das crianças que desenvolveram PC tinham histórias de partos difíceis, e foi teorizado que a condição era o resultado de hipóxia durante o processo de nascimento.

Factores de risco associados à paralisia cerebral

Prenatal	Perinatal	Postnatal
Hypoxia	Premature birth <32 wk of <2500 g	Asphyxia
Genetic disorders	Asphyxia	Seizures in postnatal period
Metabolic disorders	Blood incompatibility	Cerebral infraction
Multiple gestation	Infection	Hyperbilirbinemia
Intrauterine infection	Abnormal fetal presentation	Sepsis
Thrombophilic disorders	Placental abruption	Respiratory distress syndrome
Teratogenic exposure	Instrument delivery	Chronic lung disease
Chorioamnionitis	—	Meningitis
Maternal fever	—	Postnatal Steroids
Exposure to toxins	—	Intraventricular hemorrhage
Malformation of brain restriction	—	Perientricular leukomalacia
Intrauterine growth restriction	—	Shaken baby syndrome
Abdominal trauma	—	Head injury
Vascular insults	—	—

❖ Prevalência

As taxas de prevalência de PC à nascença não diminuíram nos Estados Unidos ou na Europa nos últimos 30 anos. Um estudo europeu mostrou um ligeiro aumento da PC entre os anos 1970 e 1990. A taxa manteve-se em cerca de 2 a 3 por 1000 nados-vivos durante esse período. As taxas nos países subdesenvolvidos são semelhantes ou, nalguns casos, ainda mais baixas do que nos países desenvolvidos.

❖ Classificação

Um método de classificação dos tipos de PC é de acordo com a natureza da perturbação motora observada. Encontram-se três tipos principais de perturbações motoras:

- *A PC espástica,* que representa 70% a 80% dos casos. A sua caraterística predominante é o aumento do tónus muscular. Este tipo de PC resulta de lesões piramidais (neurónio motor superior).

- *A PC discinética,* que é observada em 10% a 15% dos casos. As características motoras incluem hipotonia, movimentos atetósicos (lentos, contorcidos), controlo postural anormal e problemas gerais de coordenação. É frequente observarem-se dificuldades oromotoras, incluindo dificuldades na fala e na deglutição. A lesão dos gânglios basais ou dos neurónios motores profundos é responsável por este tipo de PC.

- *A PC atáxica,* que representa apenas cerca de 5% dos casos. Estes indivíduos têm problemas com movimentos voluntários, equilíbrio e perceção de profundidade. É causada por danos nos neurónios do cerebelo. Muitos indivíduos apresentam um envolvimento motor misto e não podem ser classificados exclusivamente em nenhum destes grupos.

✓ A PC espástica pode ainda ser subclassificada de acordo com a topografia, ou seja, consoante as extremidades envolvidas:

- *Quadriplegia:* Todas as quatro extremidades, o tronco e a musculatura oromotora estão envolvidos. Representa 10% a 15% dos casos de PC espástica. A maioria destes indivíduos apresenta algum grau de incapacidade intelectual para além da perturbação motora. Estes doentes também apresentam um risco elevado de convulsões e deficiências sensoriais. Este tipo de PC tem sido associado a asfixia em todos os bebés e a hemorragia intraventricular grave em bebés prematuros.

- *Diplegia:* 30% a 40% dos casos de PC espástica, caracterizada por espasticidade nas pernas. Os braços também podem ser afectados, mas em menor grau. Cerca de 30% destes indivíduos têm deficiências intelectuais ou dificuldades de aprendizagem. A maioria é capaz de se deslocar de forma autónoma ou com assistência. Cerca de 50% destes casos estão associados a um parto prematuro.

- *Hemiplegia:* 20% a 30% dos casos de PC espástica. Um lado do corpo é afetado. Normalmente, o braço é mais afetado do que a perna. Mais de 60% destes indivíduos têm um desenvolvimento intelectual normal e são capazes de se deslocar com ou sem assistência. Apresentam um risco elevado de desenvolvimento de convulsões parciais. Este tipo de PC está associado a malformações vasculares no cérebro e a uma hemorragia intraventricular limitada na primeira infância.

- *Monoplegia:* Esta doença é extremamente rara. Apenas um membro é afetado, um braço ou uma perna. Os doentes que apresentam este subtipo como diagnóstico clínico inicial têm frequentemente uma etiologia subjacente que não a PC.

❖ **Diagnóstico**

O diagnóstico da PC nem sempre é simples, mas um diagnóstico precoce é importante para otimizar as intervenções terapêuticas. A observação clínica e o relato dos pais são as etapas iniciais na formulação deste diagnóstico. As crianças gravemente afectadas, ou que têm um fator de risco conhecido, são frequentemente diagnosticadas numa idade mais precoce do que aquelas que são afectadas de forma mais ligeira. Os pais podem referir preocupações na primeira infância, tais como dificuldades na alimentação, choro excessivo, agitação, "postura rígida" ou claudicação (indicativo de hipotonia). À medida que as crianças envelhecem, os marcos motores, como a capacidade de se sentar sem ajuda ou de aprender a andar, podem sofrer atrasos. Os médicos podem notar uma persistência de reflexos primitivos que normalmente se perdem nos primeiros meses de vida. Numa criança pequena que aprendeu a andar, podem ser observados padrões de marcha anormais. Parte do processo de diagnóstico envolve a exclusão de outras etiologias, como doenças neurodegenerativas, metabólicas ou genéticas que têm apresentações clínicas semelhantes à PC. Estudos de neuroimagem, eletroencefalografia, estudos cromossómicos e uma série de análises sanguíneas podem ser úteis para estabelecer um diagnóstico definitivo.

❖ Preocupações com o tratamento dentário

Os problemas neuromusculares inerentes à PC podem afetar significativamente a saúde oral de várias formas. Estas podem incluir alterações na estrutura da região orofacial, o desenvolvimento de hábitos parafuncionais, problemas de alimentação, dificuldades na manutenção da higiene oral e a existência de barreiras no acesso aos cuidados orais.

- *Maloclusões:*

Vários artigos relataram um aumento da taxa de má oclusão em indivíduos com PC em comparação com o público em geral. As taxas de prevalência são relatadas entre 59% e 92%, com a grande maioria das más oclusões classificadas como Classe II de Angle. A ocorrência frequente de mordida aberta anterior, com incisivos superiores proeminentes, também é relatada. Pelo menos um estudo relatou um aumento do overjet à medida que os indivíduos envelhecem. Foi sugerido que a elevada taxa de má oclusão de Classe II e de mordida aberta anterior pode ser atribuída à hipotonia da musculatura orofacial, com a consequente postura da língua para a frente, um reflexo de deglutição deficiente e respiração bucal frequente.

- *Lesões dentárias traumáticas:*

Teoricamente, pode presumir-se que os indivíduos com PC podem estar em maior risco de traumatismo dentário devido a vários factores. Essas considerações incluem a alta prevalência de má oclusão de Classe II com incisivos superiores proeminentes, dificuldades de locomoção e um aumento na incidência de convulsões. É possível que as crianças com PC não consigam participar em tantas actividades físicas sem restrições como as crianças que não têm deficiências, o que poderia funcionar como um fator atenuante na incidência de traumatismo dentário.

* *Higiene oral:*

A má higiene oral é frequentemente citada como um problema que afecta o estado de saúde oral dos indivíduos com PC. A capacidade de manter uma higiene oral adequada é complicada por muitos factores, incluindo movimentos discinéticos, a presença de reflexos orais patológicos (morder e vomitar) e a incapacidade de manipular uma escova de dentes. Muitos indivíduos com PC, mesmo aqueles que não têm deficiência intelectual, dependem de outra pessoa para ajudar nas actividades da vida diária, como escovar os dentes. Nestes casos, é imperativo que os prestadores de cuidados recebam instruções sobre a manutenção da higiene oral diária dos indivíduos com PC. Idealmente, deve ser elaborado um plano de higiene individual para cada doente. Este plano pode incluir técnicas alternativas de posicionamento durante a higiene e a utilização de dispositivos de assistência, tais como apoios para a boca, suportes para fio dental, escovas de dentes com cabos grandes ou escovas de dentes eléctricas. Os indivíduos que sofrem de acumulação crónica de saliva tendem a acumular depósitos de cálculo extensos. Estes mesmos doentes estão frequentemente em risco de pneumonia secundária a aspiração. O aumento da colonização da cavidade oral por agentes patogénicos respiratórios pode ser uma preocupação séria, sendo importante a manutenção de uma higiene oral adequada para minimizar os níveis de bactérias e a inflamação gengival. Em qualquer doente para o qual a aspiração seja uma preocupação, a utilização de uma sucção rigorosa a alta velocidade durante os procedimentos de higiene é uma obrigação.

- *Cáries dentárias:*

Vários estudos examinaram as taxas de cárie em indivíduos com PC e os resultados desses estudos impossibilitam a generalização das taxas de cárie em indivíduos com PC. Pope e Curzon não encontraram diferenças significativas nos níveis de dentes cariados, perdidos e obturados entre crianças com PC e um grupo de controlo de crianças sem deficiência. No entanto, verificaram que as crianças com PC tinham mais cáries não tratadas do que as crianças sem deficiência, o que indica as dificuldades que as pessoas com deficiência têm frequentemente no acesso aos cuidados de saúde. Nielsen, na Dinamarca, encontrou pontuações mais baixas de superfícies dentárias cariadas, ausentes e obturadas em adolescentes com PC do que num grupo de controlo. Um estudo brasileiro encontrou pontuações significativamente mais elevadas de superfícies dentárias cariadas, ausentes e obturadas em crianças com PC, quando comparadas com um grupo de controlo de crianças sem deficiência. No entanto, os investigadores deste estudo também referem que as crianças com PC apresentavam índices de placa bacteriana, resíduos alimentares e taxas de respiração bucal mais elevados do que o grupo de controlo. Isso poderia ajudar a explicar a maior taxa de cárie

❖ **Considerações comportamentais**

A definição de Paralisia Cerebral inclui "perturbações da sensação, cognição, comunicação, perceção e/ou comportamento" que acompanham frequentemente a deficiência neuromotora central. Todos estes factores devem ser tidos em consideração quando se fornece tratamento dentário a pacientes com PC. O objetivo deve ser proporcionar cuidados de saúde oral óptimos no ambiente menos restritivo, tendo como principais preocupações a segurança e o conforto do doente. Pouca investigação tem sido feita para examinar a eficácia de várias técnicas de gestão do comportamento na prestação de tratamento dentário a indivíduos com paralisia cerebral.

NECESSIDADES EMOCIONAIS/COMPORTAMENTAIS

As crianças com necessidades emocionais ou comportamentais podem necessitar de ajuda para aprender a seguir as rotinas diárias ou a relacionar-se com os outros. Os problemas emocionais que levam as crianças a serem pacientes dentários difíceis podem ter origem não dentária ou dentária. A origem não dentária das dificuldades no tratamento dentário deve-se mais frequentemente a perturbações comportamentais e os problemas a longo prazo estão mais frequentemente relacionados com:

- ✓ Um fundo doméstico instável.
- ✓ Algum grau de rejeição por um ou ambos os pais.
- ✓ Expectativa intelectual dos pais de um nível superior ao que a criança é capaz de atingir
- ✓ Um defeito físico que faz com que a criança se sinta diferente dos outros.

Na maior parte dos casos, esta crise emocional é rapidamente ultrapassada após o restabelecimento da estabilidade, mas em alguns casos os efeitos podem ser prolongados. Este tipo de crianças pode ser sujeito a:

(A) Perturbação hiperactiva com défice de atenção (PHDA)

(B) Abuso e negligência de crianças.

(A) *PERTURBAÇÃO DE DÉFICE DE ATENÇÃO E HIPERACTIVIDADE*

A Perturbação de Hiperatividade e Défice de Atenção (PHDA) é uma perturbação crónica que exige que a criança apresente sintomas comportamentais que demonstrem incapacidade funcional. Para ser diagnosticada, tem de estar presente em dois ou mais contextos. É a perturbação mais comum nas crianças e apresenta-se normalmente em crianças antes dos sete anos de idade.

A PHDA é caracterizada pelos seguintes sintomas: Falta de atenção (desatenção),

Hiperatividade, Comportamento impulsivo (impulsividade). Estes sintomas podem manifestar-se de forma isolada ou combinada. Muitas vezes, as crianças não interagem bem com os colegas e têm dificuldades com o trabalho escolar, têm baixa autoestima e são agressivas. A PHDA pode estar presente com outras perturbações, como a depressão, a ansiedade e as dificuldades de aprendizagem, entre outras.

· As potenciais consequências de uma PHDA não tratada foram demonstradas em muitos estudos recentes, alguns examinando os resultados a longo prazo da PHDA na infância e outros examinando exclusivamente a PHDA nos adultos. Estes estudos incluem:

- ✓ qualidade de vida afetada
- ✓ relações prejudicadas
- ✓ redução do emprego
- ✓ vulnerabilidade à dependência
- ✓ vulnerabilidade à depressão e à ansiedade
- ✓ segurança na condução sob influência
- ✓ morte prematura por acidente
- ✓ suicídio

❖ **Considerações dentárias**

Discutir com os pais/responsáveis o tratamento dentário e a melhor gestão comportamental que será utilizada. O tratamento dentário não deve ser efectuado quando a criança não está medicada. Recomenda-se vivamente a utilização de um reforço positivo.

❖ **Tratamento**

O tratamento consiste em medicamentos e terapia comportamental. Os efeitos secundários dentários dos medicamentos consistem em xerostomia e bruxismo. A terapia comportamental centra-se principalmente na orientação comportamental para aumentar o comportamento positivo e diminuir o comportamento negativo.

(B) *ABUSO E NEGLIGÊNCIA DE CRIANÇAS*

Cronholm e Witherspoon (2016) categorizam os maus-tratos e a negligência infantis como actos de comissão (abuso) e omissão (negligência).[19] Nos Estados Unidos, o Centro de Controlo e Prevenção de Doenças (CDC) define maus-tratos infantis como qualquer ato ou série de actos de comissão ou omissão por parte de um pai ou outro prestador de cuidados que resultem em danos, potencial de danos ou ameaça de danos a uma criança.

De acordo com o Journal of Child Abuse and Neglect, o abuso de crianças é "qualquer ato recente ou omissão por parte de um dos pais ou cuidador que resulte em morte, danos físicos ou emocionais graves, abuso ou exploração sexual, um ato ou omissão que apresente um risco iminente de danos graves".

Este abuso e esta violência não têm fronteiras geográficas e culturais. São comuns entre os ricos e os pobres, os instruídos e os não instruídos, os jovens e os de meia-idade, os habitantes das cidades e os das zonas rurais. A Organização Mundial de Saúde (2001) estima que cerca de 40 milhões de crianças são vítimas de maus-tratos num determinado ano. Em 2014, o número de vítimas de maus-tratos infantis nos EUA foi estimado em 702 000 e, provavelmente, 1 580 crianças americanas morreram devido a maus-tratos e negligência (Administration for Children and Families, Administration on Children, Youth and Families, Children's Bureau, U.S. Department of Health & Human Services [USDHHS], 2016). O Child Welfare Information Gateway (2016) informa que 3,2 milhões de crianças norte-americanas foram objeto de pelo menos um relatório do serviço de proteção em 2014[19] .

As crianças que são vítimas de abuso e negligência repetidos podem sofrer de perturbações de vinculação, desafios cognitivos, dificuldades sociais e saúde mental comprometida, e são mais propensas ao abuso de substâncias com maior contacto negativo com as autoridades policiais e o sistema judicial (Administration for Children and Families, Administration on Children, Youth and Families, Children's Bureau, USDHHS, 2016). Estas crianças são também mais susceptíveis de sofrer danos físicos permanentes, de ter um desenvolvimento cerebral reduzido e de participar em comportamentos sexuais de risco

❖ **Prevalência**

Os maus tratos a crianças na Índia são frequentemente um fenómeno oculto, especialmente quando ocorrem em casa ou por membros da família. Em 2007, o Ministério da Mulher e do Desenvolvimento Infantil da União Europeia (MWCD) publicou um relatório de estudo que avaliava a incidência dos maus tratos a crianças em todo o país. Dados recentemente divulgados pelo NCRB sublinham o facto de haver um aumento de 70% nos casos de violação e rapto de menores e de 40% nos casos de dissertação[20] .

❖ **Factores de risco**

Os maus tratos a crianças raramente se devem a uma única causa, sendo antes o resultado da interação de múltiplos factores de risco. Alguns dos factores de risco são:

Crianças com dificuldades de aprendizagem, distúrbios de conduta ou de desenvolvimento; doenças crónicas; atraso mental; ou outras deficiências

✓ Gravidez na adolescência, indesejada ou de gémeos; falta de conhecimentos sobre parentalidade, saúde e desenvolvimento infantil

✓ Pais deprimidos ou violência por parceiro íntimo no seio da família

✓ Bairros perigosos ou instalações recreativas deficientes

✓ Pobreza e encargos associados.

No entanto, os médicos têm de ter uma mente aberta para o facto de que não só as crianças com baixos rendimentos, mas também as crianças de todos os estratos socioeconómicos podem ser vítimas de maus-tratos.

❖ **Diferentes formas de maus-tratos a crianças**

Os maus tratos a crianças podem ocorrer tanto no seio da família como fora dela. A proporção de casos interfamiliares e extra-familiares varia com o tipo de abuso, bem como com o género e a idade da criança. Cada uma das seguintes condições pode existir como diagnósticos separados ou concomitantes.

- *Abuso físico:*

  A violência física contra crianças é mais frequentemente infligida por um prestador de cuidados ou por um membro da família, mas ocasionalmente por um estranho. As manifestações mais comuns incluem hematomas, queimaduras, fracturas, traumatismo craniano e lesões abdominais. Um número pequeno mas significativo de mortes pediátricas inesperadas, particularmente em bebés e crianças muito pequenas (por exemplo, síndrome da morte súbita do lactente), está relacionado com maus tratos físicos.

- *Abuso sexual:*

  O abuso sexual é definido como o envolvimento de crianças dependentes e imaturas em termos de desenvolvimento em actividades sexuais que não compreendem totalmente e para as quais não podem dar o seu consentimento ou em actividades que violam as leis e os tabus de uma sociedade. Inclui todas as formas de incesto, agressão sexual ou violação, e pedofilia. Inclui carícias, contacto oral-genital-anal, todas as formas de relação sexual ou penetração, exibicionismo, exploração ou prostituição.

- *Abuso emocional:*

  Os maus tratos emocionais ou psicológicos foram definidos como a rejeição, o ignorar, o criticar, o isolar ou o aterrorizar das crianças, o que tem como efeito a erosão da sua autoestima. A forma mais comum é o abuso verbal ou a difamação. As crianças que testemunham violência doméstica devem ser consideradas vítimas de abuso emocional.

- *Negligência física:*

  A negligência física é a incapacidade de fornecer a alimentação, o vestuário e o abrigo necessários e um ambiente seguro no qual as crianças possam crescer e desenvolver-se. Embora frequentemente associada à pobreza ou à ignorância, a negligência física envolve um problema mais grave do que a simples falta de recursos. Existe frequentemente uma componente de negligência emocional e uma falha ou incapacidade, intencional ou não, de reconhecer e responder às necessidades da criança.

- *Negligência emocional:*
  A caraterística mais comum da negligência emocional é a ausência de uma ligação normal entre pais e filhos e a subsequente incapacidade de reconhecer e responder às necessidades do bebé ou da criança. Uma manifestação comum de negligência emocional na infância é a falta de crescimento nutricional (não orgânico).

- *Negligência nos cuidados médicos*:
  A negligência nos cuidados médicos é a não prestação do tratamento necessário a bebés ou crianças com doenças potencialmente fatais ou outras condições médicas graves ou crónicas.

❖ **Síndromes associadas ao abuso e negligência de crianças**

(1) Síndrome de Munchausen por procuração

A síndrome de Munchausen por procuração é uma perturbação relativamente invulgar em que uma pessoa que cuida da criança, normalmente a mãe, simula ou cria os sintomas ou sinais de doença numa criança. A criança pode apresentar uma longa lista de problemas médicos ou queixas recorrentes muitas vezes bizarras. Foram registados casos fatais.

O prestador de cuidados com MSBP pode:

- ✓ Mentir sobre os sintomas da criança.

✓ Alterar os resultados dos testes para fazer com que uma criança pareça estar doente.

✓ Ferir fisicamente a criança para produzir sintomas.

As vítimas são, na maioria das vezes, crianças pequenas. Podem ser submetidas a exames médicos dolorosos de que não necessitam. Podem mesmo ficar gravemente doentes ou feridas ou morrer devido às acções do prestador de cuidados. Podem ter problemas físicos e emocionais para toda a vida e podem sofrer da síndrome de Munchausen na idade adulta. Trata-se de uma perturbação em que uma pessoa provoca ou relata falsamente os seus próprios sintomas.

- *Como é que uma pessoa com síndrome de Munchausen (por procuração) actua?*

Uma pessoa com MSBP frequentemente:

✓ Possui competências ou experiência médica.

✓ Parece dedicado ao seu filho.

✓ Procura simpatia e atenção.

✓ Tenta demasiado tornar-se próximo e amigo do pessoal médico.

✓ Precisa de se sentir poderoso e em controlo.

✓ Não vê o seu comportamento como prejudicial.

- *Como é que é tratada?*

Os serviços de proteção à criança, as autoridades policiais e os médicos estão todos envolvidos no tratamento. Os prestadores de cuidados que sofrem desta doença necessitam de aconselhamento a longo prazo. Eles podem resistir ao tratamento ou negar a existência de um problema. Os medicamentos são utilizados apenas quando o cuidador tem outro problema de saúde, como um transtorno de ansiedade, juntamente com a MSBP. Mesmo após o tratamento, os cuidadores podem repetir o seu comportamento. Por isso, médicos, conselheiros e familiares precisam de observar atentamente a forma como o cuidador interage com os seus filhos. Para as vítimas, o primeiro passo é proteger a criança, colocando-a sob custódia segura. Em seguida, um médico deve monitorizar a criança para detetar sintomas. Na maioria das vezes, os sintomas da criança param depois de a criança se afastar do prestador de cuidados. Algumas crianças precisam de aconselhamento ou de outro tipo de ajuda.

(2) Síndrome da *criança maltratada*

A síndrome da criança maltratada (SCM) refere-se a lesões não acidentais sofridas por uma criança em resultado de maus tratos físicos, normalmente infligidos por um adulto que cuida dela.

Lesões internas, cortes, queimaduras, hematomas e ossos partidos ou fracturados são todos resultados possíveis da síndrome da criança maltratada. Sacudir um bebé pode provocar hemorragias no cérebro (hematoma subdural), resultando em danos cerebrais permanentes ou morte. Os danos emocionais de uma criança também são frequentemente o subproduto dos maus tratos a crianças, o que pode levar a que a criança apresente problemas comportamentais graves, como o abuso de substâncias ou o abuso físico de outras pessoas.

O BCS é alternativamente referido como abuso físico de crianças ou trauma não acidental (NAT).

- *Sintomas:*

Os sintomas podem incluir uma ida tardia ao serviço de urgência com uma criança ferida; uma explicação implausível da causa da lesão da criança; nódoas negras que correspondem à forma de uma mão, punho ou cinto; queimaduras de cigarro; marcas de escaldões; marcas de dentadas; olhos negros; inconsciência; marcas de chicotadas; nódoas negras ou marcas de estrangulamento à volta do pescoço; marcas de círculos à volta dos pulsos ou tornozelos (indicando torção); suturas separadas; inconsciência inexplicável.

O trauma emocional pode permanecer depois de as lesões físicas terem sarado. O reconhecimento e tratamento precoce destas "nódoas negras" emocionais é importante para minimizar os efeitos a longo prazo da violência física. As crianças maltratadas podem apresentar:

✓ uma má autoimagem
✓ comportamento sexual
✓ incapacidade de amar ou confiar nos outros
✓ comportamento agressivo, perturbador ou ilegal
✓ raiva, fúria, ansiedade ou medo
✓ comportamento auto-destrutivo ou auto-abusivo
✓ pensamentos suicidas
✓ comportamento passivo ou retraído
✓ medo de entrar em novas relações ou actividades
✓ problemas ou insucesso escolar
✓ tristeza ou outros sintomas de depressão
✓ flashbacks ou pesadelos
✓ abuso de drogas ou álcool

- *Diagnóstico:*

O síndroma da criança maltratada é mais frequentemente diagnosticado por um pediatra ou por professores ou assistentes sociais. O exame físico detecta lesões como hematomas, queimaduras, inchaço, hemorragias na retina (hemorragia na parte de trás do olho), danos internos como hemorragias ou rutura de um órgão. A presença de lesões em diferentes fases de cicatrização (ou seja, ocorridas em momentos diferentes) é quase sempre indicativa de síndrome da criança maltratada. O estabelecimento do diagnóstico é muitas vezes dificultado pela excessiva cautela dos cuidadores ou pela ocultação efectiva da verdadeira origem das lesões da criança, em resultado do medo, da vergonha e dos mecanismos de evitamento ou negação.

- *Tratamento:*

O tratamento médico da síndrome da criança maltratada varia consoante o tipo de lesão sofrida. É necessário o aconselhamento e a implementação de um plano de intervenção para os pais ou tutores da criança. O agressor pode ser encarcerado e/ou a criança maltratada pode ser retirada de casa para evitar mais danos. As decisões relativas à colocação da criança junto de um prestador de cuidados externo ou ao regresso da criança a casa serão determinadas por um organismo governamental adequado que trabalha no âmbito do sistema judicial, com base na gravidade dos maus tratos e na probabilidade de reincidência. Como tratamento para a criança maltratada, é frequentemente recomendada terapia física e psicológica. Se a criança tiver irmãos, as autoridades devem determinar se estes também foram maltratados, pois cerca de 20% dos irmãos de crianças maltratadas também apresentam sinais de maus tratos físicos.

- *Prevenção*

Reconhecer o potencial de abuso infantil e procurar ou oferecer intervenção, aconselhamento e formação em boas competências parentais antes da ocorrência da síndrome da criança maltratada é a melhor forma de prevenir o abuso. A utilização de programas educativos para ensinar aos cuidadores boas competências parentais e para estarem conscientes dos comportamentos abusivos, de modo a procurarem ajuda para as tendências abusivas, é fundamental para acabar com os maus-tratos. O apoio da família alargada, de amigos, do clero ou de outras pessoas ou grupos de apoio também pode ser eficaz na prevenção de maus-tratos. Os sinais de maus tratos físicos incluem o abuso de álcool ou de substâncias por parte dos pais; factores de grande stress na vida familiar; maus tratos anteriores à criança ou aos seus irmãos; antecedentes de problemas mentais ou emocionais nos pais; pais que sofreram maus tratos quando eram crianças; ausência de amor ou preocupação visíveis dos pais pela criança; e negligência da higiene da criança.

(3) Síndrome do traumatismo por abanão

A síndrome do traumatismo por sacudidela (STS), também designada por síndrome do bebé sacudido (SBS), é uma síndrome de lesão traumática que consiste num hematoma subdural, hemorragias retinianas e lesões cerebrais graves e difusas, levando ao aparecimento imediato de anomalias neurológicas (irritabilidade, sono excessivo, vómitos, hipotonia muscular, sonolência, apatia, coma, crises epilépticas).

Normalmente, não há lesões externas. Dependendo do local onde o agressor agarrou a criança, podem também ocorrer fracturas paravertebrais de costelas em séric ou fracturas mctafisárias do úmcro ou do fémur. Para além do mecanismo de chicotada (anteriormente designado por "síndrome do bebé sacudido pelo chicote"), as forças rotacionais e de cisalhamento desempenham um papel importante na geração deste tipo de lesão. Existem contusões cerebrais frontais e occipitais, bem como lacerações e avulsões.

Os estudos de diagnóstico incluem a ressonância magnética, a tomografia computorizada, a ecografia da cabeça, o rastreio de raios X do esqueleto e os seguintes testes laboratoriais: análise de urina, hemograma completo.

❖ Diagnóstico

Quando uma criança se apresenta para exame, particularmente se houver uma lesão envolvida, a história pode alertar o dentista para a possibilidade de abuso infantil. De facto, a história pode ser a fonte de informação mais importante. Uma vez que se podem seguir procedimentos legais, a história deve ser registada em pormenor. Embora se deva ter sempre em conta que existem outras explicações possíveis, a possibilidade de abuso ou negligência de uma criança deve ser considerada.

1) Achados físicos gerais

Antes de examinar a boca, o dentista deve anotar os achados físicos gerais que são consistentes com abuso ou negligência infantil:

✓ O estado nutricional da criança é deficiente e o seu crescimento é subnormal.

✓ São registadas lesões extra-orais. Podem estar em várias fases de cicatrização, indicando

✓ a possibilidade de traumatismos repetidos

✓ Pode haver hematomas ou escoriações que reflictam a forma do objeto agressor,

✓ por exemplo, fivela de cinto, correia, mão.

✓ Podem ser observadas queimaduras de cigarro ou de fricção, por exemplo, de ligaduras nos pulsos, mordaça

✓ na boca.

✓ Pode haver marcas de mordeduras, manchas calvas (onde o cabelo foi arrancado), ferimentos

nas extremidades ou no rosto, olhos, orelhas ou à volta da boca. Como sempre, o

o examinador deve ter em conta que podem existir outras explicações para além do abuso de crianças

para alguns destes resultados.

2) *Conclusões do exame dentário*

O exame das lesões dentárias inclui uma observação visual minuciosa, estudos radiográficos, manipulação dos maxilares, testes de vitalidade da polpa e percussão. A transiluminação também pode ser útil.

- *Lesões orais típicas*:

  As lesões orais e faciais dos maus tratos a crianças podem ocorrer isoladamente ou em conjunto com lesões noutras partes do corpo. As lesões orais associadas a maus-tratos infantis são geralmente contusões, lacerações, abrasões ou fracturas. A suspeita de maus-tratos infantis deve ser particularmente forte quando estão presentes lesões novas juntamente com lesões mais antigas. Assim, as cicatrizes, particularmente nos lábios, são evidências de trauma anterior e devem alertar o investigador para a possibilidade de abuso infantil. Como já foi referido, é necessária uma investigação mais aprofundada quando a explicação para as lesões não justifica os achados clínicos.

- *Rasgão do frénulo labial ou lingual*:

  As lacerações do frénulo, particularmente do frénulo labial, são frequentemente observadas em casos de abuso de crianças. Estas lesões podem resultar de traumatismos contundentes. Por exemplo, o frénulo labial pode ser rasgado quando uma mão ou outro objeto contundente é aplicado à força no lábio superior para silenciar a criança. Lesões deste tipo também podem ocorrer em casos de alimentação forçada, como resultado do facto de o biberão ser forçado a entrar na boca.

- *Dentes soltos, fracturados ou avulsionados*:

  Um traumatismo grave na parte inferior da face pode soltar os dentes, deslocá-los completamente das suas cavidades alveolares e/ou causar fracturas dentárias. Não é raro ocorrerem fracturas radiculares, mas este achado pode passar despercebido se as radiografias não forem cuidadosamente examinadas. Estas lesões, bem como a maioria das outras lesões traumáticas, podem ser acidentais e não abusivas. Se as lesões dentárias resultarem de uma queda, por exemplo, seria de esperar encontrar também joelhos, mãos ou cotovelos feridos ou escoriados. Quando estas lesões adicionais não estão presentes, é necessário efetuar uma investigação mais aprofundada.

- *Traumatismo do lábio*:

  Não é raro encontrar contusões, lacerações, queimaduras ou cicatrizes nos lábios de crianças maltratadas. Os hematomas no lábio podem resultar de alimentação forçada. As queimaduras no lábio, bem como as queimaduras na face ou na língua, podem ser sinais de castigo físico. Os hematomas nos ângulos da boca podem resultar de esforços para amordaçar ou silenciar uma criança.

- *Traumatismo da língua*:

  A língua de uma criança vítima de maus tratos pode apresentar uma anatomia ou função anormal devido a cicatrizes. Isto pode resultar de uma queimadura ou outro trauma.

- *Outras lesões dos tecidos moles*:

  Os traumatismos na boca também podem causar ulceração do palato ou da úvula. Além disso, são por vezes encontradas lacerações no pavimento da boca, que podem ser causadas pela alimentação forçada com biberão.

- *Fracturas dos maxilares e estruturas associadas*:

  As fracturas da maxila, da mandíbula e de outros ossos cranianos podem ser encontradas em casos de abuso infantil. Se o estudo radiológico mostrar sinais de fracturas antigas e novas, foi encontrado um padrão de traumatismo repetido, que deve ser investigado em relação a um possível abuso infantil. O exame das fracturas maxilofaciais é realizado no âmbito do conceito de cuidados globais do doente, incluindo a manutenção das vias respiratórias, o controlo da hemorragia e o exame neurológico.

❖ Negligência geral da boca

Uma criança com uma cárie dentária galopante e não tratada e uma higiene oral deficiente está a sofrer de negligência significativa. As consequências podem ser dor, infeção e uma ameaça à saúde e ao bem-estar geral da criança. O médico ou dentista que observar esta situação, especialmente se continuar depois de ter sido chamada a atenção dos pais, deve perceber que a situação não é diferente da negligência dos pais relativamente a qualquer outra condição médica importante. Para além disso, isto pode ser um sinal de um problema mais generalizado na prestação de cuidados à criança.

❖ **Por que razão se deve denunciar o abuso e a negligência de crianças?**

O objetivo da denúncia de maus tratos a crianças é identificar as crianças suspeitas de serem vítimas de maus tratos e evitar que continuem a ser vítimas de maus tratos. Sem deteção, denúncia e intervenção, estas crianças podem continuar a ser vítimas para o resto das suas vidas, tanto a nível emocional como físico, e também, em alguns casos, podem repetir o padrão de abuso com os seus próprios filhos. A denúncia é necessária não só por razões éticas, mas também porque a Secção 21(1) da Lei de Proteção das Crianças contra Crimes Sexuais (POCSO), de 2012, tornou obrigatória a denúncia de casos de abuso sexual de crianças às autoridades policiais, o que se aplica a todos, incluindo pais, médicos e pessoal escolar. A não comunicação de uma suspeita de abuso de crianças constitui uma infração nos termos da lei. Além disso, a lei deixa claro que a obrigação de comunicar existe independentemente do facto de a informação ter sido obtida no exercício das suas funções profissionais ou no âmbito de uma relação confidencial de informação.

NECESSIDADES ESPECIAIS DE CUIDADOS DE SAÚDE COM DEFICIÊNCIA MÉDICA

Os indivíduos com problemas de saúde, tais como diabetes, doenças respiratórias, acidentes vasculares cerebrais, doenças cardiovasculares, doenças renais e outras doenças, podem necessitar de apoio especializado para garantir que a consulta dentária seja bem sucedida. As crianças medicamente comprometidas têm um risco acrescido de desenvolver doenças orais, uma vez que a própria doença pode incluir manifestações orais. Além disso, o tratamento ou a medicação prescrita pode resultar numa diminuição da resistência do hospedeiro e em efeitos secundários na cavidade oral. O prognóstico destas crianças está a melhorar com um diagnóstico mais precoce e novos princípios de tratamento, e as crianças sobrevivem cada vez mais às suas doenças crónicas. A doença dentária não tratada nestas crianças pode afetar significativamente a sua saúde geral e a sua qualidade de vida.

As crianças com estas necessidades podem necessitar de cuidados especializados devido a condições como:

(A) Asma

(B) Diabetes

(C) Epilepsia

(D) Doenças cardíacas

(E) Doenças renais

(F) SIDA

(G) Doenças do sangue

A. *ASMA*

A asma tornou-se uma das doenças crónicas mais comuns nos países industrializados e a sua prevalência está a aumentar em todo o mundo. A asma afecta todos os grupos etários e é frequentemente persistente, sendo responsável por uma grande proporção das despesas de saúde.

A asma é caracterizada por uma inflamação crónica das vias aéreas e por um aumento da hiper-responsividade das vias aéreas, levando a sintomas como pieira, tosse, aperto no peito e dispneia. Caracteriza-se pela obstrução do fluxo de ar que varia ao longo de um curto período de tempo e é reversível, quer espontaneamente, quer com tratamento. O fator de risco mais forte é a atopia - uma propensão hereditária para a ocorrência de reacções alérgicas.

A medicina dentária electiva só deve ser realizada em doentes assintomáticos ou bem controlados. Alguns materiais dentários, tais como dentífricos, selantes de fissuras, pó de esmalte dentário e metacrilato de metilo, moldeiras de flúor e rolos de algodão e aerossóis podem causar um ataque asmático, uma vez que se tornam factores de desencadeamento.

❖ **Manifestações orais**

- Há um aumento da taxa de cáries dentárias em pacientes com asma e redução do fluxo salivar, causada principalmente pelo uso prolongado de agonistas B2. O uso de corticosteróides nebulizados também provoca alterações na mucosa oral, que muitas vezes resultam em irritação da garganta, secura da boca e candidíase orofaríngea.

- A utilização de esteróides inalados e a respiração bucal aumentam a predisposição para a doença periodontal.

- As crianças especiais apresentam mais cálculos do que as crianças saudáveis devido ao aumento do nível de cálcio e fósforo encontrado na saliva submaxilar e parótida das crianças com asma. São também observadas anomalias orofaciais, causadas principalmente pela respiração bucal.

❖ **Gestão dentária**

- Podem ser prescritos antibióticos profilaticamente para prevenir complicações pós-operatórias e terapia de substituição com corticoesteróides para prevenir a crise adrenal aguda.

- Durante o tratamento dentário, podem ocorrer exacerbações agudas durante ou imediatamente após a administração do anestésico local. Aconselha-se a utilização de um anestésico local sem vasoconstritores, uma vez que os conservantes utilizados podem provocar uma reação alérgica. Os medicamentos devem ser tomados, se possível, imediatamente antes da marcação da consulta.

- Em todas as consultas deve estar disponível um broncodilatador. A consulta deve ser marcada para o final da manhã ou para o final da tarde.

- Medidas preventivas, como a promoção de práticas de higiene oral que incluam a escovagem correcta dos dentes após cada refeição e a utilização de fio dentário pelo menos uma vez por dia.

- Deveria haver uma maior frequência de consultas dentárias, intervenções com flúor e medidas de prevenção da cárie.

- A criança deve lavar a boca com água após a inalação de esteróides para minimizar o potencial de infeção por Candida.

- Os narcóticos e os barbitúricos devem ser evitados, uma vez que podem provocar um broncoespasmo e uma reação alérgica potenciada. Em caso de dor, recomenda-se a prescrição de acetaminofeno.

(B) *DIABETES*

A diabetes mellitus (DM) é um grupo de doenças metabólicas caracterizadas por hiperglicemia resultante de defeitos na secreção de insulina, na ação da insulina ou em ambas. Também se regista um aumento da prevalência da diabetes de tipo 1, mas a principal causa da epidemia diabética é a diabetes mellitus de tipo 2, que representa mais de 90 por cento de todos os casos de diabetes.

A diabetes tipo 1, anteriormente conhecida como diabetes juvenil, é uma doença autoimune crónica em que as células beta do pâncreas produzem pouca ou nenhuma insulina, e representa 5% a 10% de todos os casos de diabetes. A diabetes tipo 1 é geralmente diagnosticada em indivíduos jovens (normalmente com menos de 25 anos de idade) e tem uma forte predisposição genética. A insulina exógena é necessária para regular os níveis de glucose no sangue em pessoas com diabetes tipo 1.

A diabetes tipo 2 é caracterizada por uma resposta diminuída dos tecidos-alvo à insulina, exigindo níveis aumentados de insulina para uma resposta adequada, desregulação da produção de insulina e resistência à insulina. Está associada a excesso de peso, inatividade física, história familiar de diabetes e a determinadas etnias

Outro tipo de diabetes é a diabetes gestacional, um estado de intolerância à glucose que ocorre em mulheres grávidas que não têm diabetes.

❖ **Manifestações orais:**
- A doença periodontal é a complicação oral mais frequente da diabetes, tal como referido por Loe[57] em 1993, que se referiu a ela como "a sexta complicação da diabetes mellitus" (as outras cinco complicações são: retinopatia, nefropatia, doença microvascular e doença vascular periférica).
- As crianças diabéticas que não controlam adequadamente a sua diabetes

têm tendência para apresentar índices gengivais mais elevados.

- Os doentes diabéticos queixam-se por vezes de ter a boca seca (xerostomia), que pode ser devida à sede.

- Em doentes diabéticos, a presença de espécies de Candida na cavidade oral é maior do que em doentes não diabéticos; no entanto, a infeção por Candida pode não ser significativamente maior, nem mesmo em indivíduos com uma diabetes mal controlada.

- A cicatrização de feridas prejudicada/atrasada e o aumento da incidência e da gravidade das infecções são mais frequentemente encontrados nestes doentes.

Quadro nº: 3

CRITÉRIOS PARA O DIAGNÓSTICO DA DIABETES

MEDIÇÃO	*VALORES DE DIAGNÓSTICO PARA A DIABETES*	*CARACTERÍSTICAS*
Hemoglobina glicosilada (HbA1c)	≥ 6.5%	O teste deve ser efectuado num laboratório utilizando o método padrão. Reflecte os níveis médios de glicose no sangue durante um período de 2 a 3 meses
Glicose plasmática em jejum	≥ 126mg/dl(7.0mmoin)	O jejum é definido como a ausência de ingestão calórica durante 8 horas
Glicose plasmática pós-prandial (2 horas após a ingestão calórica)	≥ 200mg/dl (11,1 mmol/1)	O teste deve ser efectuado tal como descrito pela Organização Mundial de Saúde, utilizando uma carga de glucose que contenha o equivalente a 75 g de glucose anidra dissolvida em água.
Glicose plasmática	≥ 200mg/dl (11,1	-

aleatória	mmol/l)	

❖ Gestão dentária

Quando se vai efetuar um tratamento dentário, devem ser tidas em conta algumas considerações. Estas serão sensivelmente diferentes consoante o tipo de diabetes sofrido

Doentes diabéticos de tipo 1 submetidos a um procedimento dentário

- Procedimentos dentários não invasivos: Os doentes diabéticos bem controlados podem ser tratados de forma semelhante aos indivíduos não diabéticos. Ter em atenção a maior suscetibilidade destes doentes a infecções e à cicatrização tardia de feridas. Nos doentes diabéticos mal controlados, adiar o tratamento dentário, se possível, até que tenham atingido um bom controlo metabólico.

- Procedimentos dentários invasivos: Os doentes devem pedir ao seu médico instruções sobre a sua medicação (normalmente, se tiverem estabilidade metabólica, devem tomar metade da sua dose diária de insulina na manhã do tratamento; depois da intervenção, a dose completa deve ser tomada com um suplemento de insulina de ação rápida). A glucose no sangue deve ser medida no pré-operatório. Se estiver entre 100 e 200 mg/dl, o procedimento dentário invasivo pode ser efectuado. Se a glicemia for superior a 200 mg/dl, é iniciada uma infusão intravenosa de dextrose a 10% em meia solução salina normal e é administrada insulina de ação rápida por via subcutânea. Se o tratamento durar mais de 1 hora, a glucose no sangue deve ser medida de hora a hora. Se a glicemia for >200 mg/ dl, deve ser administrada insulina de ação rápida por via subcutânea.

Pacientes diabéticos tipo 2 submetidos a um procedimento dentário

- Procedimentos dentários não invasivos: as pessoas que controlam bem a sua doença através de dieta e exercício não necessitam de intervenção perioperatória especial. Tal como acontece com os doentes diabéticos de tipo 1, é necessário ter em atenção a sua suscetibilidade a infecções e à cicatrização tardia de feridas. Nos doentes mal controlados, adiar o tratamento dentário, se possível, até que tenham atingido um bom controlo metabólico.

- Procedimentos dentários invasivos: os doentes devem pedir ao seu médico instruções sobre a sua medicação (normalmente, os doentes tratados com hipoglicemiantes orais devem tomar a sua dose normal de manhã e fazer a sua dieta normal).

(C) EPILEPSIA

O termo "epilepsia" refere-se a um grupo de doenças neurológicas caracterizadas por atividade convulsiva crónica, recorrente e paroxística. A palavra epilepsia deriva da palavra grega epilambanein, que significa atacar ou ter um ataque. Em 400 a.C., Hipócrates reconheceu que a epilepsia era uma perturbação do cérebro e pronunciou-se contra as ideias de que as convulsões eram uma maldição dos deuses e que as pessoas com epilepsia tinham o poder de profecia. A base da nossa compreensão moderna da fisiopatologia da epilepsia foi proposta em 1873 pelo neurologista londrino John Hughlings Jackson, que propôs que as convulsões eram o resultado de breves descargas electroquímicas súbitas no cérebro. Sugeriu também que o carácter das convulsões dependia da localização e da função do local das descargas.

❖ Incidência e Prevalência

A maioria destas convulsões é atribuível a uma causa específica, como uma febre alta ou uma perturbação metabólica subjacente. As convulsões isoladas são mais comuns durante a infância, sendo que 4% das crianças têm pelo menos uma convulsão antes dos 15 anos de idade. No entanto, uma convulsão isolada não indica epilepsia. A epilepsia, pelo contrário, é uma doença recorrente, e o doente deve ter pelo menos duas crises antes de se considerar o diagnóstico de epilepsia. Mais de 20% dos casos são descobertos antes de a criança ter 5 anos de idade. Nos bebés, as lesões de nascença e os defeitos congénitos são as principais causas de epilepsia. Nas crianças e adolescentes entre os 2 e os 20 anos de idade, as lesões de nascença, os factores genéticos, as infecções e os traumatismos são os principais factores que contribuem para a epilepsia.

❖ Classificação das convulsões

Em 1981, a Liga Internacional contra a Epilepsia desenvolveu uma classificação internacional das crises epilépticas com base nas características clínicas e electroencefalográficas (EEG) da crise. Todas as crises são divididas em duas classes principais: crises parciais e crises generalizadas. As crises parciais são ainda divididas em simples e complexas.

Os sinais ou sintomas clínicos das crises dependem da localização das descargas epilépticas no córtex e da extensão e padrão da propagação da descarga epilética no cérebro. Muitos doentes têm mais do que um tipo de crise e as características de cada tipo de crise podem mudar de crise para crise ou ao longo do tempo.

Quadro nº: 4

Classificação das crises (adaptado da classificação internacional das crises)

- Convulsões parciais
- Crises parciais simples (sem perturbação da consciência)
- Crises parciais complexas (com perturbação da consciência)
- Convulsões secundariamente generalizadas
- Crises de ausência
- Crises mioclónicas
- Convulsões tónicas
- Crises tónico-clónicas
- Convulsões atónicas
- Crises epilépticas não classificadas (dados incompletos ou inadequados)

Dados da Comissão de Classificação e Terminologia da Liga Internacional contra a Epilepsia. Proposta de revisão da classificação clínica e electroencefalográfica mioclónica das outras crises epilépticas. Epilepsia 1981;22.489-501.

1. Parcial Focal ou Local (40%):

Os doentes podem apresentar anomalias do paladar ou do olfato. A atividade convulsiva pode ter uma variedade de apresentações. A amnésia e a confusão podem acompanhar o episódio.

2. *generalizada, convulsiva ou não-convulsiva (40%)***:**

Envolve todas as extremidades e a forma mais comum são as convulsões de Grande Mal (tónico-clónicas). A consciência perde-se abruptamente. Também inclui as crises de Petit Mal, Mioclónicas, Atónicas, Clónicas, Tónicas e de Ausência, que consistem em crises de natureza não convulsiva, que duram alguns segundos sem aura e em que há uma breve agitação dos olhos ou dos músculos. O início ocorre normalmente entre os 4 e os 10 anos de idade.

2. *Não classificado (20%)*:

Convulsões que não podem ser classificadas.

❖ Diagnóstico

O diagnóstico de epilepsia requer a presença de convulsões recorrentes e não provocadas. Os doentes que se apresentam com convulsões devem ser submetidos a um exame geral e neurológico para procurar outras causas de perda de consciência (por exemplo, anomalias cardíacas, evidência de infeção), factores contribuintes ou causas secundárias de epilepsia e sinais neurológicos focais. Alguns dos achados clínicos importantes incluem alterações na consciência, sensação, habilidades motoras e reflexos. A descrição pormenorizada das crises pelo doente ou por testemunhas oculares pode ser importante para fazer um diagnóstico correto. Se as convulsões se deverem a uma doença subjacente, estas condições são frequentemente descobertas durante o exame físico.

Quadro nº: 5 Diagnóstico diferencial das convulsões

Doenças com maior probabilidade de serem confundidas com convulsões generalizadas

Síncope

Convulsões concussivas

Crises não epilépticas psicogénicas

Hipoglicemia

Ataques de contenção da respiração

Narcolepsia

Ataques de pânico/hiperventilação

Perturbações tóxicas ou metabólicas

Doenças mais susceptíveis de serem confundidas com crises parciais

Ataques isquémicos transitórios

Amnésia global transitória

Vertigem

Enxaqueca

Perturbações do movimento (por exemplo, tiques)

Todos os doentes que apresentem convulsões de início recente devem ser submetidos a uma colheita de sangue para contagem completa e bioquímica (ureia e electrólitos, açúcar no sangue, cálcio e testes de função hepática). Devem também fazer um ECG para procurar anomalias cardíacas subjacentes e excluir doenças como a síndrome do QT longo e outras arritmias cardíacas. Os doentes nos quais são encontrados sinais neurológicos focais na ausência de uma causa conhecida devem ser submetidos a um exame de neuroimagem urgente

O EEG, combinado com o quadro clínico, é fundamental para o diagnóstico da epilepsia. As convulsões produzem padrões característicos de ondas de pico no EEG. Outras tecnologias de imagem e de medição, como a ressonância magnética, a tomografia computorizada por emissão de fotão único, a tomografia por emissão de positrões e a magnetoencefalografia, podem ser úteis para descobrir uma causa para a epilepsia, para descobrir a região cerebral afetada ou para classificar a síndrome epilética, mas estes estudos não são úteis para fazer o diagnóstico inicial.

❖ Gestão dentária

Os doentes que sofrem de epilepsia demonstraram ter uma condição dentária significativamente pior do que a população em geral. Os doentes que sofrem de perturbações convulsivas tendem a ter uma saúde oral inferior à ideal, com um maior número de dentes cariados e em falta. Tendem a receber menos tratamento dentário, com um número significativamente menor de dentes restaurados e substituídos do que a população em geral. Esta situação pode ser especialmente verdadeira em doentes com deficiências de desenvolvimento, que podem ter dificuldade em aceder a cuidados dentários. As próprias convulsões podem causar lesões nos dentes e nas próteses dentárias.

Os dentistas com um conhecimento profundo das perturbações convulsivas e dos medicamentos utilizados para as tratar podem prestar os cuidados dentários e de saúde oral necessários a esses doentes. Os doentes com perturbações convulsivas estáveis e sem riscos associados podem receber tratamento em ambulatório. É necessária uma avaliação exaustiva da perturbação convulsiva do doente antes do início de qualquer tratamento dentário. Os aspectos importantes a avaliar incluem o tipo de convulsões, qualquer causa conhecida, frequência, factores desencadeantes conhecidos, como o stress ou luzes brilhantes, presença de aura antes da atividade convulsiva e história de lesões relacionadas com convulsões. O historial de medicamentos deve ser cuidadosamente revisto e atualizado em cada consulta, devendo ser anotados quaisquer potenciais efeitos secundários ou interacções medicamentosas.

O historial de medicamentos pode dar alguma indicação quanto ao grau de gravidade ou controlo das convulsões. Alterações frequentes nos medicamentos podem sugerir que as convulsões não estão controladas de forma óptima e que pode ser prudente adiar os cuidados dentários não urgentes. Pode ser necessária uma consulta com o médico do doente para determinar a estabilidade e o local adequado onde o doente deve receber cuidados.

QUADRO N.º 6

Perguntas a fazer aos pacientes dentários que têm epilepsia

Perguntas de base como parte da história clínica

1. Quando é que a doença foi diagnosticada?
2. Que tipo de convulsão ocorre?
3. Qual a frequência das crises? Quanto tempo duram?
4. Quando foi o último evento do Hue?
5. Que medicamentos estão a tomar?   ,
6. Como é que as crises começam? Há algum acontecimento que sirva de gatilho?
7. Ocorre um aviso (aura) antes da crise?

8. Perde a consciência durante uma crise? Fica confuso ou sonolento depois de uma crise?

9. Tem antecedentes de lesões relacionadas com convulsões?

Perguntas feitas no dia da consulta dentária

1. Fizeste as tuas meditações nos últimos dias e hoje?

2. Teve alguma convulsão recentemente?

3. Sente-se cansado ou stressado hoje?

4. Teve alguma doença recente?

Adaptado de Jacobsen PI, Eden O. Epilepsy and the dental management of the epileptic patient, J Contemp Dent Pract 2008;9(1);54-62.

É aconselhável verificar se o doente tomou os seus medicamentos de rotina, se comeu normalmente, se não está excessivamente cansado e se não esteve doente recentemente antes de iniciar o tratamento dentário. O stress e a fadiga são factores que podem desencadear uma convulsão. Se o doente não se estiver a sentir bem ou estiver demasiado cansado, pode ser prudente remarcar a consulta.

As consultas devem ser marcadas para uma altura do dia em que seja menos provável a ocorrência de convulsões, se previsível, e o stress e a ansiedade devem ser minimizados. Explicar os procedimentos dentários ao doente antes de começar e oferecer garantias durante o procedimento pode ser útil. A utilização de óxido nitroso ou sedação consciente pode ser necessária para prestar cuidados dentários de forma segura e eficaz.

Em pacientes cujo distúrbio convulsivo está mal controlado e cujas deficiências de desenvolvimento dificultam a prestação de cuidados dentários, pode ser necessário considerar a anestesia geral. A luz pode ser um fator de indução de uma crise epilética. A utilização de óculos escuros como proteção para os olhos e o posicionamento cuidadoso da luz dentária de modo a que seja direccionada para a boca e não para os olhos do doente podem minimizar quaisquer problemas.

A frequência dos check-ups dentários e das consultas de profilaxia deve basear-se nas necessidades do doente. O intervalo entre as consultas e a higiene pode ser mais frequente para os doentes epilépticos devido ao risco acrescido de hiperplasia gengival secundário à utilização de uma DAE. Os doentes xerostómicos devem ser tratados com flúor tópico suplementar para prevenir a cárie dentária e monitorizados regularmente para detetar infecções por cândida. A importância de uma boa higiene oral deve ser salientada ao doente e aos prestadores de cuidados (se for caso disso). A aspirina e os anti-inflamatórios não esteróides devem ser evitados.

Quadro nº: 7

Tratamento dentário dos pacientes epilépticos

1. Fazer um historial de saúde completo e um historial completo de convulsões

2. Lista de todos os medicamentos, incluindo efeitos secundários e potenciais interacções medicamentosas

    a. Tendências hemorrágicas em doentes que tomam ácido valpróico

    b. Hiperplasia gengival causada pela fenitoína

3. Considerações sobre o planeamento do tratamento

    a. Minimizar o risco de danificar ou deslocar restaurações ou próteses durante a convulsão

    b. Revisões frequentes com reforço de boas instruções de higiene oral

    c. Tratamento cirúrgico da hiperplasia gengival

4. Prestação de cuidados dentários

    a. Bem controlado: cuidados normais

    b. Mal controlado: consultar o médico

      i. Pode exigir o ajuste de medicamentos

      ii. Tratamento com sedação/anestesia geral

5. Posicionamento cuidadoso da luz dentária e prevenção de factores precipitantes conhecidos

6. Considerar a utilização de um suporte bucal no início do procedimento

7. Tratamento das crises de grande mal

    a. Limpar a área, afastar a mesa de suporte e os instrumentos

    b. Cadeira em posição supina apoiada

    c. Se possível, remover qualquer material estranho da boca

    d. Se possível, virar o doente para o seu lado

    e. Contenção passiva apenas para evitar que o doente caia da cadeira ou se bata objectos próximos

    f. Tempo de duração da crise

8. Após a convulsão

    a. Virar o doente para o lado para evitar a aspiração

    b. Examinar para detetar lesões traumáticas

    c. Interromper os cuidados e providenciar o transporte do doente

9. Se a convulsão durar mais de cinco minutos ou se o doente ficar cianótico

a. Ligar para o 112

b. Via aérea de suporte, oxigénio suplementar a 6 a 8 L/minuto

c. Se equipado, administrar uma dose de 10 mg de diazepam IM/IV ou 2 mg de Ativan IM/IV

ou 5 mg de miclazolam IM/IV

De Malamed SF. Emergências médicas no consultório dentário. 5ª edição. St. Louis (MO): Mosby 2000. p. 309-32; com permissão

(D)<u>*DOENÇA CARDÍACA CONGÉNITA*</u>

Congénito significa inato ou existente à nascença. A palavra "defeito" é mais exacta do que "doença". A doença cardíaca congénita (CHD) é um defeito na estrutura do coração e/ou dos grandes vasos que está presente à nascença. A saúde e a doença orais têm uma base multifatorial que, combinada com a complexidade da CHD e dos seus efeitos, pode levar a dificuldades na obtenção de uma saúde oral óptima para estas crianças As questões psicossociais e o medo da criança em relação ao tratamento médico podem impcdir os pais de trazerem os seus filhos para os cuidados dentários, e o acesso aos cuidados pode ser limitado pela falta de pessoal dentário capaz e confiante para prestar os cuidados adequados.

A dentição em desenvolvimento pode ser afetada pelos efeitos sistémicos da CHD e pelo seu tratamento. Vários estudos demonstraram que os defeitos de esmalte têm uma prevalência aumentada em crianças com CHD.   Estes dentes com esmalte deficiente são mais susceptíveis à cárie dentária e são mais difíceis de restaurar.

❖ *Epidemiologia*

Os defeitos cardiovasculares congénitos estão presentes em cerca de um por cento dos nados vivos e são as malformações congénitas mais frequentes nos recém-nascidos. Na Irlanda, nascem todos os anos cerca de 500 a 600 bebés com uma anomalia cardíaca congénita.

❖ **Etiologia**

- Por vezes, uma infeção viral causa problemas graves. O sarampo alemão (também chamado rubéola) é um exemplo. Se uma mãe contrair sarampo alemão durante a gravidez, pode interferir com o desenvolvimento do coração do bebé ou produzir outras malformações.

- Por vezes, a hereditariedade desempenha um papel na doença cardiovascular congénita. Mais do que uma criança numa família pode ter um defeito cardiovascular congénito, mas isso raramente acontece.

- Algumas doenças que afectam vários órgãos, como a síndrome de Down, também podem envolver o coração.

- Alguns medicamentos sujeitos a receita médica e medicamentos de venda livre, bem como o álcool e as drogas "de rua", podem aumentar o risco de ter um bebé com uma malformação cardíaca.

❖ **Tipos**

- A maioria dos defeitos cardíacos também:

1. Obstruir o fluxo sanguíneo no coração ou nos vasos próximos deste ou

2. Faz com que o sangue flua através do coração num padrão anormal. Raramente ocorrem defeitos em que apenas um ventrículo (ventrículo único) está presente, ou em que tanto a artéria pulmonar como a aorta surgem do mesmo ventrículo (ventrículo de saída dupla).

3. Os defeitos raros ocorrem quando o lado direito ou esquerdo do coração é formado de forma incompleta - coração hipoplásico direito ou esquerdo.

- Outra classificação simples e comum divide os defeitos cardíacos congénitos em:

i) Acianótico

ii) Cardiopatias cianóticas (azuis)

i) Cardiopatia congénita acianótica

As cardiopatias congénitas acianóticas caracterizam-se por uma cianose mínima ou inexistente e são normalmente divididas em dois grupos principais. O primeiro grupo consiste em defeitos que causam desvio de sangue da esquerda para a direita dentro do coração. Este grupo inclui o defeito do septo ventricular e o defeito do septo atrial. As manifestações clínicas destes defeitos podem incluir insuficiência cardíaca congestiva, congestão pulmonar, sopro cardíaco/respiração difícil e cardiomegalia.

O segundo grande grupo é constituído por defeitos que causam obstrução (por exemplo, estenose aórtica e coartação da aorta). As manifestações clínicas podem incluir respiração difícil e insuficiência cardíaca congestiva. A doença cardíaca congénita é caracterizada por um desvio de sangue da direita para a esquerda dentro do coração. A cianose é frequentemente observada mesmo durante pequenos esforços. Exemplos de tais defeitos são a tetralogia de Fallot, a transposição dos grandes vasos, a estenose pulmonar e a atresia tricúspide. As manifestações clínicas podem incluir cianose, crises de hipóxia, desenvolvimento físico deficiente, sopros cardíacos e baqueteamento das falanges terminais dos dedos.

Defeitos cardíacos cianóticos

Nas cardiopatias cianóticas, o sangue bombeado para o corpo contém quantidades de oxigénio inferiores às normais. Isto resulta numa condição chamada cianose, uma descoloração azulada da pele. O termo "bebés azuis" é frequentemente aplicado a bebés com cianose.

Exemplos de defeitos cianóticos são a tetralogia de Fallot, a transposição das grandes artérias, a atresia tricúspide, a atresia pulmonar, o truncus arteriosus e a conexão anómala total das veias pulmonares.

❖ **Endocardite infecciosa**

Sabe-se que as crianças e os adultos com doença coronária estão em risco de desenvolver endocardite infecciosa (EI). Os estreptococos do grupo Viridans (Streptococcus mutans, S. sanguis, S. mitis) e Staphylococcus aureus, todas bactérias orais comuns, são agentes causadores significativos de EI em doentes pediátricos. O facto de a profilaxia antibiótica antes do tratamento dentário já não ser recomendada no Reino Unido não implica que estes doentes já não estejam em risco de desenvolver EI. A ênfase está agora firmemente na manutenção da saúde oral para reduzir a incidência de bacteriémias espontâneas e quotidianas. Assim, uma mudança para a medicina dentária preventiva é enfatizada como a base do tratamento de crianças em risco de EI.

❖ **Gestão dentária**

Antes de iniciar os cuidados, o dentista deve obter um historial médico e dentário completo, efetuar um exame físico, formular um plano de tratamento completo e discutir o tratamento com o médico ou cardiologista da criança.

As técnicas de gestão do comportamento são úteis, e a sedação consciente e a analgesia com óxido nitroso e oxigénio também se revelaram benéficas na redução da ansiedade destes doentes. O equipamento de reanimação cardiopulmonar deve estar prontamente disponível durante a consulta. Se for indicada anestesia geral, os procedimentos dentários devem ser concluídos num ambiente hospitalar, onde estejam disponíveis cuidados de apoio adequados, se necessário.

Outras considerações são especialmente importantes no tratamento de doentes susceptíveis à endocardite bacteriana:

- A terapia pulpar não é recomendada para dentes decíduos com um mau prognóstico devido à elevada incidência de infeção crónica associada. É preferível a extração destes dentes com a manutenção de um espaço fixo adequado.

- A terapia endodôntica na dentição permanente pode geralmente ser realizada com sucesso se os dentes a serem tratados forem cuidadosamente seleccionados e a terapia endodôntica for adequadamente executada.
- Um dentista que não se sinta à vontade para tratar pacientes susceptíveis de contrair endocardite infecciosa tem a responsabilidade de os encaminhar para alguém que os trate.

(D) *DOENÇAS RENAIS*

Os rins desempenham um papel importante na manutenção do equilíbrio fisiológico, na recuperação da homeostase e do equilíbrio hidroelectrolítico à base de ácidos, no metabolismo e eliminação de medicamentos, no controlo da pressão arterial através do sistema renina-angio-tensina, na produção de glóbulos vermelhos através da produção de eritropoietina. As doenças renais mais comuns observadas nas crianças são a síndrome nefrítica, a insuficiência renal crónica, a pielonefrite crónica, a nefrite glomerular crónica que, em última análise, conduz à fase terminal da insuficiência renal.

❖ Insuficiência **renal crónica**

A insuficiência renal crónica (IRC) é definida como um declínio progressivo da função renal associado a uma taxa de filtração glomerular reduzida (TFG, medida clinicamente pela taxa de depuração da creatinina).

❖ **Epidemiologia**

Existem dados sobre a epidemiologia da IRC em muitos países, embora sejam utilizadas técnicas de amostragem diferentes em cada país e as unidades nalgumas regiões (por exemplo, no Reino Unido) não sejam obrigadas a comunicar os números relativos aos doentes.

A incidência registada de PCR é de 337,90, 107 e 95 por milhão de habitantes nos EUA, Austrália, Nova Zelândia e Reino Unido, respetivamente. A incidência aumenta com a idade e os homens são mais frequentemente afectados do que as mulheres. A incidência também varia consoante a etnia. Por exemplo, nos EUA, os caucasianos e os negros americanos têm incidências mais elevadas do que os asiáticos e os nativos americanos. No entanto, no Reino Unido, a incidência de IRC é mais elevada nos asiáticos e afro-caribenhos do que nos caucasianos (Roderick et al., 1994).

❖ **Causas**

As causas mais comuns são:

- Diabetes mellitus,
- Glomerulonefrite,
- Hipertensão crónica

Quadro nº: 7

Lesões da mucosa oral registadas na doença renal crónica

White patch	Macules/nodules
Erylhematous patch	Fibre-epithelial polyps
	Geographic tongue
	Black hairy tongue
Ulceraibn	Papilloma
Lichen planus	Pyogenic granuloma
Oral hairy leukoplakia	
Uremic stomatitis	

Quadro nº 8:

Achados clínicos e radiográficos das doenças renais

CLÍNICA	RADIOGRÁFICO	RADIOGRÁFICO
	JAWS	DENTES
Candidíase e petéquias orais	Perda total ou parcial da lâmina dura	Estreitamento pulpar
Palidez das mucosas	Desmineralização do tesão	Calcificação da polpa
Descoloração extrínseca dos dentes	Lesões radiolucentes localizadas	Pontes dentárias
Hipoplasia do esmalte	Perda do bordo cortical distinto do palato duro	Radiolucência intra-dentinária
Diminuição da taxa de cáries dentárias	Calcificação oral	Reabsorção radicular
A mobilidade dos dentes leva à perda prematura dos mesmos	Calcificações arteriais na artéria facial e na artéria carótida	
Estomatite urémica com úlceras dolorosas		

Hematoma intra-oral com tendência para hematoma	72	
Gengivite marginal crónica		
Odor urémico		

❖ Gestão dentária

- A infeção dentária não tratada em indivíduos imunossuprimidos pode contribuir potencialmente para a morbilidade e a rejeição do transplante.

- É necessária uma avaliação detalhada e a prestação de bons cuidados dentários após o diagnóstico de IRC. A revisão clínica regular é importante para a identificação precoce das complicações orais da doença renal.

- Está indicado um tratamento periodontal regular e não cirúrgico.

- O exame dentário deve ser programado de forma adequada para permitir que qualquer tratamento dentário necessário seja efectuado de forma planeada

Quadro nº: 9

Medicamentos habitualmente utilizados em medicina dentária que podem ter implicações para os doentes com doença renal

Drug	Caution
Antibiotics	
Amoxicillin, ampicillin	Reduce dose, rash more common
Erythromycin	Maximum 1.5 g daily (ototoxicity)
	Increases plasma-tacrolimus concentration
	Increases plasma-cyclosporin concentration
Tetracyclines	Avoid—use doxycycline or minocycline if necessary (avoid excessive doses)
	Doxycycline increases plasma-cyclosporin concentration
Cefalexin, cefradine	Reduce dose
Probenecid	Avoid (ineffective, increased toxicity)
Antifungals	
Amphotericin	Use only if no alternative
	Cyclosporin, tacrolimus: increases risk of nephrotoxicity
Fluconazole	Usual initial dose then halve subsequent doses
	Increases plasma-cyclosporin concentration
	Increases plasma-tacrolimus concentration
Miconazole	Increases plasma-cyclosporin concentration
Antivirals	
Acyclovir	Reduce dose
Analgesics	
Aspirin	Avoid (sodium, water retention; deterioration in renal function; risk of gastric hemorrhage)
Ibuprofen, diflunisal	Avoid if possible/use lowest effective dose, monitor renal function (sodium, water retention; deterioration in renal function)
	Cyclosporin, tacrolimus: increases risk of nephrotoxicity
Dihydrocodeine, pethidine	Reduce dose/avoid (increased and prolonged effect, increased cerebral sensitivity)
Other drugs	
Carbamazepine	Caution
	Reduces plasma-cyclosporin concentration
Nitrazepam, temazepam	Start with small doses (increased cerebral sensitivity)
Povidone-iodine	Avoid regular application to inflamed or broken mucosa
Ephedrine	Avoid (CNS toxicity)

(F) SÍNDROMA DA IMUNODEFICIÊNCIA ADQUIRIDA

A síndrome da imunodeficiência adquirida (SIDA) é uma doença clinicamente definida causada pela infeção pelo VIH tipo 1 ou, muito menos frequentemente, pelo tipo 2. O período de incubação desde o momento da infeção até ao aparecimento dos sintomas da SIDA é de aproximadamente 11 anos nos adultos. Por conseguinte, os indivíduos infectados com o VIH podem, sem o saberem, transmitir o vírus a parceiros sexuais ou de partilha de seringas ou, no caso de mães infectadas, aos seus filhos.

O VIH infecta células do sistema imunitário, especificamente linfócitos e macrófagos. Estes glóbulos brancos contêm o maior número de receptores de superfície celular CD4 (glicoproteínas), que permitem a ligação às proteínas de superfície do vírus (GP120) e aumentam a invasão e a infeção das células hospedeiras. Sob o controlo do gene "POL" do VIH, o vírus produz a enzima transcriptase reversa, que é essencial para a incorporação do ARN viral no ADN nuclear do hospedeiro. O genoma viral é integrado no genoma da célula hospedeira e conduz a uma imunossupressão progressiva e, por fim, irreversível, produzindo mais vírus e matando ainda mais os linfócitos CD4 (T4) auxiliares indutores, que são importantes moduladores do sistema imunitário.

A imunodeficiência subsequente resulta numa variedade de infecções oportunistas, neoplasias malignas (como o sarcoma de Kaposi e o linfoma) e doenças auto-imunes. O diagnóstico é feito através da pesquisa de anticorpos contra o VIH no soro e é confirmado por análise Western blot. A gestão contínua é orientada pela contagem de células CD4' do doente e pela carga viral medida por PCR. A primeira é uma indicação do estado imunitário do doente, enquanto uma carga viral mais elevada está associada a uma doença mais acelerada.

Os medicamentos anti-retrovirais actuais visam o vírus em várias etapas: (1) a fusão do vírus com a célula hospedeira (inibidores da fusão), (2) a transcrição do ADN do ARN viral pela transcriptase reversa (inibidores da transcriptase reversa nucleósidos, não nucleósidos e nucleósidos) e (3) a clivagem das proteínas virais pela enzima protease viral (inibidores da protease). As estratégias de tratamento mais eficazes utilizam uma combinação de vários medicamentos para inibir o vírus em várias etapas.

No entanto, o tratamento das mulheres grávidas com medicamentos anti-retrovirais, incluindo a azidotimidina (AZT), diminuiu a taxa de transmissão em 70%. O início dos sintomas é mais curto nas crianças que adquiriram a infeção no período pré-natal e não foram tratadas. Apenas 75% sobrevivem até aos 5 anos de idade e, nessa idade, 50% apresentam sintomas graves.

Os bebés e as crianças com SIDA têm achados clínicos semelhantes aos dos adultos. As manifestações precoces da infeção por VIH incluem pneumonia por Pncumocystis carinii, pneumonite intersticial, perda de peso e atraso de crescimento, hepatomegalia ou esplenomegalia, linfadenopatia generalizada e diarreia crónica. Ao contrário do que acontece nos adultos, as infecções bacterianas recorrentes e graves são comuns nos doentes pediátricos com infeção por VIH.

❖ **Manifestações orais da infeção pelo VIH**

Os tipos de lesões orais observados na infeção pelo VIH podem ser causados por infecções fúngicas, virais ou bacterianas, bem como por processos neoplásicos e idiopáticos.

• *Infeção fúngica*

Pindborg afirmou que a infeção mais comum da boca associada ao VIH é causada pelo fungo Candida albicans. A candidíase oral está frequentemente presente e pode levar a candidíase esofágica ou disseminada. Existem quatro tipos principais de candidíase oral: (1) pseudomembranosa, (2) hiperplásica, (3) eritematosa (atrófica) e (4) queilótica angular.

A lesão pseudomembranosa é caracterizada pela presença de placas branco-creme ou amarelas que podem ser facilmente removidas da mucosa, deixando uma superfície vermelha e sangrante. As localizações mais comuns para estas lesões são o palato, a mucosa bucal e labial e o dorso da língua.

A lesão hiperplásica é caracterizada por placas brancas que não podem ser facilmente removidas. A localização mais comum é a mucosa bucal. A lesão eritematosa (atrófica) é caracterizada por uma aparência vermelha. As localizações mais comuns são o palato e o dorso da língua. A lesão também pode aparecer como áreas manchadas na mucosa bucal. A queilite angular é caracterizada por fissuras que irradiam a partir das comissuras da boca, frequentemente associadas a pequenas placas brancas.

O tratamento da infeção por C. albicans pode ser sistémico ou tópico. A terapêutica tópica envolve a utilização de bochechos de nistatina (Mycostatin) (100.000 U, três a cinco vezes por dia) ou de clotrimazol (Mycelex). O tratamento durante 1 a 2 semanas é geralmente eficaz. A terapia sistémica requer cetoconazol (Nizoral) 200 ou 400 mg por dia com alimentos, ou fluconazol (Diflucan), 100 mg por dia. A anfotericina B ou o fluconazol (administrados por via intravenosa) são utilizados quando a infeção por cândida se torna sistémica. As infecções por cândida recorrem frequentemente. Por conseguinte, os doentes podem continuar a tomar medicação antifúngica indefinidamente. Como medida adjuvante, podem ser utilizados bochechos com Peridex* (digluconato de clorexidina a 0,12%). A candidíase oral crónica pode ser um sinal de mau prognóstico que indica uma fase de declínio mais rápido da função imunitária até à fase terminal da SIDA.

- *Infeção viral*

Da mesma forma que os fungos podem causar doenças orais devido à disfunção imunitária induzida pela infeção pelo VIH, vários vírus podem produzir lesões na boca após colonização ou reativação. Estes incluem os vírus do grupo do herpes e os papilomavírus, de acordo com Greenspan. As verrugas orais podem ser observadas no doente infetado pelo VIH, sendo o papilomavírus humano o agente etiológico. Algumas verrugas têm uma aparência elevada, semelhante a uma couve-flor, enquanto outras são bem circunscritas, têm uma superfície plana e quase desaparecem quando a mucosa é esticada.

O vírus do herpes simplex (HSV) pode produzir episódios recorrentes de ulceração dolorosa. Intraoralmente, as lesões aparecem mais frequentemente no palato. Normalmente, estas lesões apresentam-se como vesículas que se abrem para formar úlceras. No entanto, também podem ter um aspeto atípico como lesões em forma de fenda na língua ou podem imitar outras doenças. O diagnóstico pode ser efectuado através de cultura ou de testes de anticorpos fluorescentes.

As lesões herpéticas podem ser tratadas com aciclovir oral (Zoviraxt). O aciclovir também pode ser administrado por via intravenosa (750 mg/m2 em doses divididas, três vezes por dia, até as lesões desaparecerem) em indivíduos com lesões orofaríngeas mais graves ou em indivíduos incapazes de engolir. O herpes zoster (zona) é causado pelo vírus varicela-zoster (VZV), o vírus da varicela. O VZV pode produzir ulcerações orais, que são normalmente acompanhadas por lesões cutâneas geralmente limitadas a um lado da face. Estas lesões também são tratadas com aciclovir.

A leucoplasia pilosa oral (LH) é uma lesão branca que não se descola, localizada nas margens laterais da língua. A superfície pode ser lisa, ondulada ou acentuadamente dobrada. A HL é observada apenas em doentes infectados com VIH. A HL é uma lesão induzida por vírus, causada pelo vírus Epstein-Barr. O tratamento pode incluir a utilização de aciclovir em doses elevadas. No entanto, as lesões geralmente reaparecem.

- *Infeção bacteriana*

As bactérias que causam lesões orais podem incluir Mycobacterium avian-intracellulare e Klebsiella pneumoniae. Muitas das lesões orais observadas em associação com a infeção por VIH não são entidades novas; pelo contrário, são doenças conhecidas que seguem um curso atípico ou que mostram uma resposta invulgar ao tratamento. Este é também frequentemente o caso das neoplasias.

- Neoplasias

O sarcoma de Kaposi é a neoplasia maligna mais comum observada na SIDA e ocorre em 15% a 20% dos doentes com SIDA, de acordo com SUverman. As lesões intra-orais podem ocorrer isoladamente ou em conjunto com lesões cutâneas, viscerais e dos gânglios linfáticos. Muitas vezes, as primeiras lesões do sarcoma de Kaposi aparecem na boca. Podem ser vermelhas, azuis ou púrpuras, planas ou elevadas, solitárias ou múltiplas. A localização oral mais comum é o palato duro, embora as lesões possam ser encontradas em qualquer parte da mucosa oral. O tratamento para lesões agressivas envolve radiação, cirurgia a laser ou quimioterapia. A cirurgia convencional pode ser adequada para lesões pequenas.

O grupo de doenças malignas cuja incidência está a crescer mais rapidamente entre os doentes com SIDA é o dos linfomas, mais frequentemente os linfomas não-Hodgkin.

A primeira manifestação pode ser um inchaço firme e indolor na boca. As biópsias destes tumores são indicadas para estabelecer o diagnóstico. O tratamento inclui quimioterapia com múltiplos fármacos e radiação.

Menos de 20% dos doentes sobrevivem 2 anos; o tempo médio de sobrevivência é de aproximadamente 6 meses após o diagnóstico. Os carcinomas orais de células escamosas também ocorrem mais frequentemente na população infetada pelo VIH.

- *Lesões idiopáticas*

De acordo com Greenspan, as úlceras orais de etiologia desconhecida estão a ser relatadas com uma frequência crescente em pessoas com infeção por VIH'. As úlceras assemelham-se a lesões aftosas, aparecendo como úlceras bem circunscritas com uma margem eritematosa.

Por vezes, os doentes apresentam úlceras necróticas extremamente grandes e dolorosas que podem persistir durante várias semanas. O inchaço das glândulas salivares tem sido observado tanto em adultos como em crianças com infeção por VIH. A causa do inchaço é desconhecida. Normalmente envolve as glândulas parótidas e é também acompanhada de xerostomia.

Os doentes infetados com VIH podem desenvolver doenças auto-imunes, incluindo púrpura trombocitopénica imune. As lesões orais aparecem como pequenas lesões purpúricas cheias de sangue ou petéquias. Também podem ocorrer hemorragias gengivais espontâneas.

.

- *Gengivite associada ao VIH e periodontite associada ao VIH*

A doença periodontal progressiva e prematura é observada com relativa frequência em indivíduos infetados pelo VIH e pode mesmo ser o primeiro sinal de infeção pelo VIH. Ao contrário da doença periodontal convencional, estas lesões não respondem eficazmente à terapia periodontal padrão. Pode ocorrer uma rápida progressão de gengivite ligeira para doença periodontal avançada, dolorosa e com hemorragia espontânea em poucos meses. O tratamento inclui curetagem agressiva, bochechos com Peridex (digluconato de clorexidina a 0,12%) três vezes por dia e, possivelmente, tratamento com antibióticos.

*(E) DOENÇAS **DO SANGUE***

As doenças hemorrágicas devem-se a uma alteração da capacidade dos vasos sanguíneos, das plaquetas e dos factores de coagulação para manter a hemostase. Podem ser herdadas devido à transmissão genética ou adquiridas devido a doenças que afectam a integridade da parede vascular, as plaquetas e os factores de coagulação ou devido a medicamentos, radiação ou quimioterapia.

A maior parte das perturbações hemorrágicas são iatrogénicas. A perturbação hemorrágica hereditária mais comum é a doença de von Willebrand, enquanto a hemofilia A é a perturbação hereditária da coagulação mais comum, com uma prevalência global de 1 caso por cada 20 000 pessoas nos Estados Unidos.

As crianças com doenças do sangue são consideradas pacientes com necessidades especiais. Seguem-se as doenças sanguíneas mais comuns e as considerações dentárias que têm de ser tomadas para proporcionar um tratamento dentário eficaz.

1. Neutropenia

Níveis baixos de neutrófilos podem ser causados por medicamentos ou por doentes imunocomprometidos. A medula óssea não produz a quantidade adequada de células necessárias para combater as infecções.

❖ **Manifestações dentárias**

- Doença periodontal,

- Candidíase

- Infecções e úlceras orais dolorosas

❖ **Considerações dentárias**

Os antibióticos são administrados antes e depois de uma consulta dentária para evitar infecções causadas pela infeção e/ou tratamento dentário. As análises ao sangue devem ser actualizadas e avaliadas pelo dentista antes de cada consulta dentária.

2. Policitemia vera

A policitemia vera é uma doença da medula óssea que leva a um aumento anormal do número de células sanguíneas (principalmente glóbulos vermelhos), embora o número de glóbulos brancos e de plaquetas também esteja aumentado; e tem tendência para a formação de coágulos sanguíneos. A doença tem geralmente um início insidioso e é frequentemente descoberta após uma contagem sanguínea de rotina que revela um nível elevado de hemoglobina ou de hematócrito.

❖ **Manifestações orais**

Os doentes apresentam uma área arroxeada ou vermelha na língua, mucosa oral, lábios e gengivas

- Hemorragia gengival

- Petéquias de alargamento

- Equimoses da mucosa oral

❖ Considerações **dentárias**

Exigir uma análise ao sangue antes do tratamento para avaliar e reduzir o risco de hemorragia excessiva ou coágulos sanguíneos.

3. Anemia

A anemia é definida quando os resultados laboratoriais revelam uma diminuição dos níveis de hemoglobina no sangue. A sua etiologia é causada principalmente por perdas de sangue, sobrecarga de fluidos, aumento da lise ou diminuição da produção de glóbulos vermelhos, deficiências nutricionais ou defeitos na própria molécula de hemoglobina.

As doenças anémicas associadas a sinais e sintomas orofaciais incluem anemia por deficiência de ferro, síndrome de Plummer-Vinson, anemia megaloblástica, anemia falciforme, talassemia e anemia aplástica. As manifestações incluem palidez da conjuntiva e da face, glossite atrófica, estomatite angular, disfagia, língua magenta, sobrecrescimento médio-facial, osteoclerose, osteomielite e parestesia/anestesia do nervo mental. As petéquias orofaciais, a hemorragia das conjuntivas, o sangramento nasal, a hemorragia gengival espontânea e pós-traumática e a hemorragia pós-extração prolongada são manifestações orofaciais comuns de doenças hemostáticas hereditárias, como a doença de von Willebrand e a hemofilia.

❖ **Anemia por deficiência de ferro**

A anemia por deficiência de ferro é o distúrbio hematológico mais comum. Pode manifestar-se na região orofacial como glossite atrófica, palidez da mucosa e queilite angular. A glossite atrófica "achatamento das papilas linguais" resultando numa língua lisa e eritematosa pode imitar a glossite migratória . Nos casos mais graves, a língua pode ficar sensível. A estomatite angular (fissuras dolorosas nos cantos da boca) e a queilite (descamação seca dos lábios e dos cantos da boca) são também achados comuns associados à anemia por deficiência de ferro. A queilite angular está frequentemente associada a infecções fúngicas (Candida albicans), sucção dos lábios e desidratação.

- *Síndrome de Plummer-vinson*

(Síndrome de Patterson-Brown-Kelly ou disfagia sideropénica)

Trata-se de um complexo de sintomas causado pela deficiência de ferro. Esta síndrome manifesta-se por glossite atrófica ou queilite angular e, ocasionalmente, são observadas lesões hiperqueratóticas na mucosa oral. Também está associada a coiloníquias (ou unhas de colher), pagofagia e disfagia devido a ulcerações faringoesofágicas e teias esofágicas.

❖ **Anemia megaloblástica**

Pode ser causada por uma deficiência de vitamina B12 (geralmente devido a anemia perniciosa, ressecção cirúrgica do íleo ou divertículos do intestino delgado) ou por uma deficiência de ácido fólico (mais frequentemente devido a desnutrição). A deficiência de vitamina B12 manifesta-se na cavidade oral como parte das alterações megaloblásticas em todo o trato gastrointestinal, que são tão bem demonstradas morfologicamente na medula óssea. As manifestações orais de atrofia dolorosa de toda a mucosa oral e da língua (glossite), estomatite, bem como ulceração da mucosa (úlceras aftosas recorrentes). Estas alterações orais podem ocorrer na ausência de anemia sintomática ou de macrocitose. A "língua magenta", que se diz ser bastante caraterística, pode anunciar uma deficiência de B12.

❖ Hemofilia

A hemofilia é uma doença hereditária ligada ao X. A hemofilia A é uma deficiência do fator VIII, enquanto a hemofilia B (doença de Christmas) é uma deficiência do fator IX. Os factores VIII e IX são importantes na fase intrínseca da coagulação sanguínea e a sua deficiência é considerada grave quando a atividade plasmática do fator deficiente é <1 UI/dl (intervalo normal, 50-100), moderada se variar entre 2 e 5 UI/dl e ligeira se estiver entre 6 e 40 UI/dl.

A deficiência dos factores VIII e XI é caracterizada por hemorragias de múltiplos locais, manifestando-se frequentemente na boca como hemorragias gengivais e pós-extração. Os hemofílicos podem apresentar muitos episódios de hemorragia oral ao longo da sua vida.

❖ Considerações **dentárias**

O tratamento deve centrar-se na correção do estado de deficiência e no fornecimento de energia, proteínas, fluidos e nutrientes adequados para promover a cura. Quando a queilite angular se deve a infecções oportunistas provocadas pela diminuição da resistência secundária a deficiências de nutrientes, o tratamento deve centrar-se na terapia antifúngica, na correção da deficiência de nutrientes e na modificação da dieta para tornar a alimentação mais confortável. Os cuidados dentários preventivos e restauradores, em particular para o doente com doença hemostática hereditária, são de extrema importância, uma vez que as condições dentárias avançadas e os tratamentos subsequentes se revelaram mais complicados e arriscados.

Na anemia aplástica existe um maior risco de infecções e podem ser prescritos antibióticos, normalmente antes de um procedimento dentário. Pode também ser prescrito um medicamento antifibrinolítico para reduzir o risco de hemorragia descontrolada. Na anemia falciforme, o tratamento dentário deve ser efectuado durante os períodos sem crise. Os testes laboratoriais devem ser sempre avaliados antes de um procedimento dentário. As anemias crónicas podem provocar um atraso no processo de cicatrização.

4. Leucemia

Trata-se de uma neoplasia maligna dos tecidos hematopoiéticos caracterizada por um número anormal e excessivo de leucócitos na medula óssea e no sangue. A leucemia é classificada de acordo com a evolução clínica e com o tipo de célula.

Classificação da leucemia

Aguda	Crónica
Linfoblástica	Linfocítico
Célula T Célula B	Mieloide

Tipo de célula comum Indiferenciado	
Mieloblástico	

❖ Manifestações orais

Infiltração leucémica da gengiva e da membrana periodontal associada a hemorragia das gengivas devido a trombocitopenia associada. O aumento da gengiva pode ser tão acentuado que os dentes podem ficar quase completamente cobertos.

- As infecções orais recorrentes são comuns

- Palidez, petéquias, equimoses, etc. são as manifestações orais mais importantes.

❖ Gestão dentária

- Devem ser tomadas precauções para evitar hemorragias

- O oncologista/hematologista do doente deve ser consultado antes do procedimento

- É obrigatório efetuar um perfil completo das células sanguíneas e uma contagem de plaquetas antes do procedimento

- A profilaxia antibiótica é essencial, uma vez que os doentes estão imunocomprometidos e são propensos a infecções

- A terapia pulpar é contra-indicada e as extracções são preferidas para eliminar a possibilidade de infeção residual.

- Os doentes devem ser motivados para a adoção de bons cuidados preventivos e deve ser dada ênfase à manutenção de uma boa higiene oral.

DEFICIÊNCIA FÍSICA

(A) Deficiências auditivas

Uma criança pode ter uma deficiência auditiva ou pode ser surda.

Tipos

1. Surdez congénita: as causas da surdez congénita são:

Hereditário

Pré-natal - rubéola materna, sífilis

Toxemia perinatal, incompatibilidade Rh

2. Surdez adventícia (adquirida): causada por infecções como o sarampo, a papeira, a varicela, a otite média, traumatismos, etc.

A fala é inevitavelmente afetada. Muitas vezes, as perdas auditivas ligeiras não são diagnosticadas, o que leva a problemas de gestão devido à má compreensão das instruções. As crianças com perdas auditivas mais graves têm frequentemente perturbações psicológicas e sociais que dificultam a gestão do comportamento dentário. Não existem anomalias dentárias associadas à surdez.

Gestão

- Preparar o doente para a primeira visita.

- Determinar como é que o doente quer comunicar, ou seja, se através dos seus pais ou do seu cuidador.

- Avaliar o grau de perda auditiva.

- Não exagerar na forma de falar, pois isso dificultaria a leitura labial.

- Certifique-se de que o doente o compreende.

- Tranquilizar o doente através de comunicação não verbal.

- Evitar bloquear o campo visual do doente.

- A medicação prévia pode ser útil

(B) Deficiência visual

Uma criança pode ter uma deficiência visual ou ser cega,

CAUSAS DA CEGUEIRA (Mahoney EK, Kumar N, Porter SR 2008)[63] :

Primary ocular disease	Secondary ocular disease
Acquired:	Acquired:
Age-related macular degeneration	Acromegaly
Glaucoma	Behcets
Hemianopia	Corneat graft
High degree myopia	Diabetes related ocular (retrinopathy, retinitis proloferans)
Nystagmus	Drv eye (Sjhargrens syndrome)
Retinal vein occlusion (thrombosis)	Malignant hypertension
Retinopathy of prematurity	Mucous memvbrane pemphigold
Uveitis	Multiple scierosis (retrobular nearitis)
	Muscular dystrophy
Congenital:	Reiter's syndrome
Aniridia	Steven-Johnson syndrome
Best's Disease	Temporal arteritis/giant cell arteritis
Charles Bonnet syndrome	Thyroid eye disease
Coats Disease	
Colomboma	Tumours;
Congenital cataracts	Basal cell carcinoma

Corneal dystrophy	Melanoma
Ehers-Danlos syndrome	Melanoma
Genetic eye disease	Retinobiastoma
High degree myopia	
Intrauterine infections (CMV. Rubella, Syphilis)	Infections:
Laerimo-auricular-dento-digital syndrome	CMV
Laurence-Moon-Bicdl syndrome	Herpes simplex / zoster
Marfans syndrome	Toxoplasmosis
Nystagmos	Tachoma
Oculo-facio-cardio-dental syndrome	Drugs:
Retinitis pigmentosa	Methanol
Rieger syndrome	Phenhothiazines
Treacher-Collins syndrome	Quinine
Various Inborn errors of metabolism	Trauma:
Zimmerman-Laband syndrome	Chemical trauma
	Damage / loss of eye
	Detached retina
	Foreign body
	Posterior vitreous detachment

CUIDADOS DENTÁRIOS PARA PESSOAS COM DEFICIÊNCIA VISUAL

A prestação de cuidados de saúde oral a adultos com deficiência visual difere no acesso físico às cirurgias, no acesso à informação, bem como nas deficiências associadas ou nas condições médicas que afectam os cuidados dentários, como a diabetes mellitus ou a doença cardíaca. Acesso aos serviços dentários

- Muitas pessoas com deficiência visual recebem cuidados dentários no Serviço Geral de Medicina Dentária e as que têm problemas médicos complicados podem ser atendidas nos serviços dentários comunitários e hospitalares.

- As pessoas com visão encontram frequentemente os cuidados dentários através de directórios como as páginas amarelas e a publicidade, mas para algumas pessoas com deficiência visual isso pode não ser possível. No entanto, com o advento do serviço de aconselhamento telefónico direto do NHS e dos serviços de listas telefónicas, as pessoas devem ter um melhor acesso à informação sobre os serviços dentários locais. As pessoas com deficiência visual podem preferir frequentar o mesmo dentista durante muitos anos, uma vez que podem aprender os trajectos e familiarizar-se com a disposição do edifício ou do consultório.

- O acesso físico pode ser a primeira barreira ao acesso a cuidados dentários para pessoas com deficiência visual. Para melhorar o acesso aos serviços dentários, podem ser utilizadas medidas simples, como manter as passagens desimpedidas, assegurar que as áreas estão bem iluminadas, que as molduras das portas e os puxadores estão bem definidos, ter cadeiras de espaldar alto com braços, colocar sinais impressos em letras grandes em áreas de perigo e colocar corrimões nas escadas.

- A primeira pessoa com quem um doente pode entrar em contacto é a rececionista e é importante que esta apresente

- eles próprios. Pode ser apropriado que o rececionista se ofereça para conduzir o doente a uma cadeira, tendo o cuidado de evitar quaisquer obstáculos e de lhe explicar o que o rodeia.

- A comunicação no contexto dentário assume quatro formas gerais: verbal, não verbal, afectiva/paralinguística e escrita.

- Os movimentos devem ser explicados e depois executados de forma lenta e deliberada.

- Uma proporção considerável de adultos utiliza o tom de voz, a expressão facial, o comportamento e a linguagem corporal, todos com impacto na comunicação.

- Os pacientes com deficiência visual podem não captar certos aspectos não verbais e ficar em desvantagem. No que diz respeito à informação escrita utilizada nos serviços dentários, poucos são os que dispõem de letras grandes/

- Um estudo concluiu que, dos consultórios estudados, 21% produziam folhetos impressos em grande formato, 15% produziam cartões de marcação de consultas impressos em grande formato e nenhum produzia informações em cassete áudio.

GESTÃO

- Evitar qualquer piedade, simpatia ou referência à cegueira.

- Perguntar ao doente se ele quer ajuda. Não efetuar movimentos bruscos sem o informar.

- Apresentar informalmente o pessoal do escritório.

- Evitar referências visuais.

- Deixar o doente tocar, provar e cheirar, uma vez que estes sentidos são frequentemente aguçados nestes indivíduos.

- Deixe que o doente faça perguntas e satisfaça essas perguntas com respostas.

- Tranquilizar o doente através do contacto físico.

- Permitir que o doente que usa óculos os mantenha colocados.

- Manter um ambiente descontraído.

V. DEFICIÊNCIA DE APRENDIZAGEM (Meena Kaler 2011)[64]

As crianças aprendem de formas diferentes, mas algumas podem necessitar de cuidados especializados. Ele ou ela pode

têm dificuldade em ler e, por conseguinte, necessitam de instruções verbais claras. Uma dificuldade de aprendizagem pode ser frustrante para uma criança, levando a possíveis necessidades comportamentais.

A Organização Mundial de Saúde define a dificuldade de aprendizagem como "um desenvolvimento incompleto da mente". A sua causa pode ser genética (hereditária), congénita (antes ou um mês após o nascimento) ou adquirida (por exemplo, lesão cerebral).

As dificuldades de aprendizagem dão origem a uma série de dificuldades para as pessoas que delas sofrem, tanto na compreensão da informação como no reconhecimento de quando e como obter apoio em todos os aspectos da vida.

Tipos de dificuldades de aprendizagem

As dificuldades de aprendizagem são classificadas como ligeiras, graves ou profundas.

As dificuldades de aprendizagem graves são, na sua maioria, causadas por factores biológicos (Jackson e Read, 2008)

CAUSAS BIOLÓGICAS DAS DIFICULDADES DE APRENDIZAGEM

As causas genéticas incluem a síndrome de Down e a síndrome do X frágil

As causas pré-natais incluem infecções como a rubéola e danos causados por chumbo ou alconol

As causas perinatais incluem falta de oxigénio durante o parto

> As causas pós-natais incluem infecções como a meningite ou lesões cerebrais acidentais

As dificuldades de aprendizagem ligeiras têm menos frequentemente causas biológicas. Neste caso, sabe-se que os factores sociais e ambientais, como a pobreza, a negligência e o abuso de crianças, são influentes (Jackson e Read, 2008).

De acordo com Fiske (2007), 25% das pessoas com deficiência mental são profundamente deficientes e podem ter:

- Deficiências físicas
- Deficiências sensoriais
- Problemas de comportamento
- Defeitos cardíacos congénitos
- Problemas de saúde mental.

CUIDADOS DENTÁRIOS

O contexto em que os cuidados dentários são prestados a um doente com deficiência mental dependerá da gravidade da deficiência mental. Para as dificuldades de aprendizagem mais profundas, os cuidados dentários especiais são prestados em centros especializados.

Os doentes com dificuldades de aprendizagem ligeiras a moderadas podem ser tratados na clínica geral. À medida que a gravidade da dificuldade de aprendizagem aumenta, aumenta também a quantidade de apoio necessário para o doente. Isto pode dever-se à falta de cooperação do doente, a limitações de tempo, à falta de experiência do pessoal dentário em lidar com dificuldades de aprendizagem e/ou ao facto de o consultório não poder oferecer opções de tratamento como a sedação e a anestesia geral.

BARREIRAS AOS CUIDADOS DENTÁRIOS

As pessoas com dificuldades de aprendizagem têm direito a padrões de saúde e cuidados iguais aos dos seus pares sem deficiência. Os factores que contribuem para a inacessibilidade dos serviços dentários incluem

- Informação deficiente sobre os serviços dentários disponíveis

- Acesso a serviços, incluindo transportes

- Acesso físico às instalações e ao consultório

- Acesso a informação adequada sobre saúde oral

- Necessidade de acompanhamento/confiança de um terceiro

- Atitudes negativas em relação à necessidade de cuidar - indivíduos e seus cuidadores

- Ansiedade e medo

- Custo em termos emocionais, psicológicos, sociais e financeiros

- Atitudes dos profissionais em relação à prestação de cuidados

- Falta de formação dos profissionais (British Society for Disability and Oral Health, 2006).

COMO ULTRAPASSAR ESTAS BARREIRAS

Os profissionais de saúde dentária têm a responsabilidade e o dever de ajudar os pacientes com dificuldades de aprendizagem a ultrapassar algumas destas barreiras. As estratégias potenciais são descritas de seguida.

EDUCAÇÃO EM SAÚDE ORAL

Os doentes e os prestadores de cuidados, sejam eles pessoais ou profissionais, precisam de ter acesso a aconselhamento e informação que promova a saúde oral. A informação deve ser adaptada ao nível de compreensão do doente e do prestador de cuidados.

É necessário um conhecimento e uma compreensão básicos do impacto da saúde oral na saúde geral. Os factores de risco para a saúde oral são:

- Conselhos preventivos

- Conselhos dietéticos

- Orientação prática das técnicas de higiene oral

- Ajudas ou adaptações para a higiene oral.

Incentivar os prestadores de cuidados a interessarem-se pela importância da saúde oral e pelo efeito que esta tem na saúde de um indivíduo. A formação com actualizações regulares pode ajudar a resolver o problema da higiene oral inadequada prestada a pessoas dependentes.

Comunicação

É importante interagir e falar com o paciente para estabelecer o seu nível de compreensão. É por esta razão que um enfermeiro dentista deve obter conhecimentos suficientes sobre o doente antes da sua visita inicial. Esta informação permite que um enfermeiro dentista avalie como deve ou não abordar um indivíduo com gostos ou desgostos específicos. Pode ser utilizada uma série de ferramentas de comunicação para transmitir informações de forma eficaz, por exemplo

exemplo:

- Tente utilizar imagens ou desenhos.

- Widgits: uma linguagem pictórica de símbolos utilizada predominantemente para pessoas com dificuldades de aprendizagem. Reforça a mensagem fazendo com que a pessoa represente a sequência de acontecimentos

- Técnica do "dizer-mostrar-fazer": explicar ao doente o que vai acontecer, mostrar-lhe e depois efetuar o procedimento

- Comunicação verbal: evitar a utilização de jargão e adotar um tom calmo e tranquilizador

- Comunicação não-verbal: assegurar a adoção de uma atitude calma. Um sorriso e um toque tranquilizador durante o tratamento podem ser muito úteis.

Consentimento informado

As questões relacionadas com o consentimento informado exigem que seja seguido o procedimento adequado antes do início do tratamento dentário. Tal depende da capacidade mental do paciente e da sua capacidade de compreender o que está em causa para dar o seu consentimento.

Visitas ao dentista

- As visitas regulares ao dentista são importantes e bastante difíceis, uma vez que dependem da capacidade intelectual e da destreza manual do doente.

- A fala também pode ser afetada e uma língua grande e protrusiva restringe o espaço na boca e contribui para a halitose.

ANOMALIAS CRANIOFACIAIS

(A) FENDA LABIAL E PALATINA61

Fenda para cima

A fenda labial é um defeito de nascença que resulta numa abertura unilateral ou bilateral no lábio superior entre a boca e o nariz.

Fenda palatina

A fenda palatina é um defeito de nascença caracterizado por uma abertura no céu da boca causada por uma falta de desenvolvimento dos tecidos.

EPIDEMEOLOGIA

A prevalência à nascença varia entre 1/500 e 1/2.000, consoante a população, sendo que as populações nativo-americanas e asiáticas têm a prevalência mais elevada e as populações africanas a mais baixa. Ocorre em cerca de um em cada 800 nascimentos brancos, um em cada 2000 nascimentos negros e um em cada 500 nascimentos japoneses ou indianos. A fenda labial e palatina é mais frequente no sexo masculino; no entanto, a fenda palatina isolada afecta mais frequentemente o sexo feminino.

ETIOLOGIA

Os seguintes factores podem contribuir para a etiologia:

1. Hereditariedade

2. Perturbações nutricionais durante o desenvolvimento

3. Stress fisiológico, emocional ou traumático durante o desenvolvimento

4. Suprimento vascular defeituoso da zona afetada

5. Uma perturbação mecânica em que o tamanho da língua pode impedir a união das peças

6. Efeito do álcool e de certas drogas durante a formação

7. Infecções

8. Falta de força de desenvolvimento inerente

9. Tabagismo materno

A fenda do lábio e do palato pode ser sindrómica ou não sindrómica

Sindrómica

O doente tem mais do que uma malformação envolvendo mais do que um campo de desenvolvimento.

Não sindrómico

O doente tem apenas uma única malformação, ou múltiplas anomalias limitadas a um único campo de desenvolvimento.

Síndromes associadas à fenda labial e/ou fenda palatina

Autossómica dominante
1. Síndrome de Van der Woude
2. EEC (Ectrodactilia, displasia ectodérmica, fenda)

Autossómica Recessiva
1. Síndrome de Meckel
2. Sindoma digital orofacial tipo II
3. Síndrome de Roberts

Ligado ao X
1. Síndrome digital orofacial tipo I
2. Fenda palatina isolada com anquilogia

Cromossómico
1. Trissomia 13
2. Trissomia 18

Não-mendeliano
1. Síndrome de Pierre Robin
2. Fenda com doença cardíaca congénita

PROBLEMAS DENTÁRIOS NORMALMENTE ASSOCIADOS À FENDA LABIAL E PALATINA:

Dentes natais e neonatais, dentes congenialmente ausentes, dentes supranumerários, erupção ectópica de dentes, várias anomalias ou morfologia dentária, perda prematura de dentes adjacentes à fenda, dentes rodados adjacentes à fenda, mordida cruzada devido ao colapso medial do maxilar, etc.

Problemas associados à fenda palatina:

Os problemas de alimentação estão frequentemente associados a crianças afectadas por fendas labiais e palatinas, o que dificulta a manutenção de uma nutrição adequada.

Estes problemas incluem:

- Sucção insuficiente para extrair o leite do mamilo

- Entrada excessiva de ar durante a alimentação

- Engasgamento

- Regurgitação nasal

- Tempo excessivo necessário para a alimentação

- Problemas de fala

- Infeção do trato respiratório

- Infeção do ouvido

- Anomalias cardíacas associadas

- Síndromes associadas, por exemplo, síndrome de van der Woude.

GESTÃO

Os doentes com fendas labiais e palatinas necessitam frequentemente de um tratamento complexo e extenso, geralmente efectuado por uma equipa interdisciplinar de ortodontistas, cirurgiões plásticos, dentistas pediátricos, cirurgiões maxilofaciais, terapeutas da fala e outros. Após a reparação cirúrgica da fenda, a gestão da saúde oral a longo prazo dos doentes centra-se na cárie dentária, nas más oclusões, nas hipoplasias e na gengivite.

A) O tratamento dentário precoce da fenda labial e palatina inclui

1) Terapia intra-oral com obturador maxilar

2) Aparelho para retracções pré-maxilares

3) Tratamento de eventuais problemas dentários

1. Obturador maxilar intra-oral

O obturador maxilar intra-oral revela-se benéfico ao fornecer um palato artificial.

Vantagens

1) Reduz as dificuldades de alimentação e ajuda a manter uma nutrição adequada

2) Proporciona estabilidade ao arco transversal da maxila; evita o colapso do arco após a queiloplastia (ou seja, encerramento cirúrgico do lábio)

3) Ajuda na moldagem ortopédica maxilar dos segmentos da fenda para aproximação antes do enxerto ósseo primário da fenda alveolar.

Este aparelho é mais útil durante o período de 0-3 meses, até ao momento do fecho inicial dos lábios.

2. Aparelhos para ortopedia pré-maxilar (Nascimento até 4-5 meses)

Nos casos de fenda labial e palatina bilateral, o segmento pré-maxilar é colocado muito anterior ao arco maxilar ou desviado lateralmente para um dos lados da fenda. Nestes casos, a cirurgia labial torna-se difícil, se não for efectuado o reposicionamento anteroposterior e vertical da pré-maxila. Após a entrega do obturador, uma semana depois (período de adaptação), o bebé é equipado com um aparelho de retração pré-maxilar. Este pode ser:

i) Tira de retração pré-maxilar com um capuz para bebé feito para proporcionar uma "fixação do arnês". Aparelho com capuz e correia: a ser usado 24 horas por dia (retirado apenas durante a alimentação) durante 6-8 semanas.

ii) No caso de uma pré-maxila desviada lateralmente com fenda labial e palatina bilateral, uma prótese externa em acrílico é fixada à cabeça do bebé com um aparelho de bonnet.

3. Moldagem nasoalveolar

Grayson e Cutting desenvolveram o conceito de moldagem nasoalveolar (NAM), que consiste no alinhamento não cirúrgico dos segmentos alveolares para criar uma base da qual dependem os melhores resultados da cirurgia labial e nasal primária na reparação da fenda labial e palatina. O aparelho NAM combina o stent de moldagem nasal com um aparelho de moldagem passivo e pré-cirúrgico. Este orienta o crescimento do rebordo alveolar, dos lábios e do nariz no tratamento pré-cirúrgico. Como resultado, a reparação cirúrgica primária do nariz e do lábio cicatriza sob tensão mínima, reduzindo assim a formação de cicatrizes e melhorando o resultado estético.

B) Queiloplastia (encerramento cirúrgico dos lábios)

Utiliza-se uma "regra das dezenas" geral para determinar o momento ideal para o encerramento do lábio, ou seja, 10 semanas de idade, 10 libras de peso corporal, 10 gramas de Hb. Na altura do encerramento do lábio, quando o bebé está sob anestesia geral, é feita uma impressão para o novo obturador.

Existem 2 abordagens cirúrgicas gerais

i) Reparação do lábio com avanço de rotação

ii) Reparação com retalho triangular

C) Ortopedia maxilar

Entre o 3° e o 9° mês de idade, para evitar o colapso das arcadas maxilares, é utilizado um obturador para proporcionar estabilidade e apoio transversal às arcadas. Uma vez que o lábio reparado exerce pressão sobre os segmentos anteriores do maxilar, é possível obter uma moldagem ortopédica dos segmentos. Isto é facilitado por um obturador.

D) Palatoplastia

A palatoplastia ou reparação da fenda palatina é efectuada para fechar a abertura no palato. Os cirurgiões podem fechar o palato numa única cirurgia, quando a criança tem cerca de um ano de idade, ou em duas fases, primeiro o palato mole, seguido do palato duro.

Fechamento da fenda palatina por enxerto ósseo

Seguem-se os procedimentos de enxerto ósseo que são bem aceites pelos profissionais:

Enxerto ósseo primário - menos de 2 anos de idade

Enxerto ósseo secundário precoce - 2-4 anos de idade

Enxerto ósseo secundário - 6-15 anos de idade

Enxerto ósseo secundário tardio - em adultos (reconstrução da fenda alveolar residual)

E) Cirurgia secundária

Uma vez que a face cresce até a criança atingir a maturidade, as crianças que nascem com fenda labial e palatina requerem monitorização e procedimentos adicionais para corrigir deformidades residuais ou deformidades que se agravam com a idade.

a) Rinoplastia de lábio leporino: Para melhorar a função nasal e corrigir a distorção.

b) Rinoplastia reconstrutiva: Para correção de deformidades nasais graves.

c) Palatoplastia faríngea: Para corrigir a deformidade (que permite a fala normal).

O tratamento dentário de crianças com fenda labial e palatina também inclui

- Estabelecimento e manutenção de uma saúde oral óptima

- Prevenção de cáries nos dentes adjacentes à fissura (uma vez que estas zonas favorecem a retenção de alimentos).

- Correção de dentes erupcionados ectopicamente e mordida cruzada

- Correção interceptiva da oclusão traumática.

- Expansão maxilar - expansão palatina (especialmente em pacientes que não foram submetidos a enxerto ósseo primário da fenda)

- Tratamento ortodôntico para alinhamento e estabelecimento de uma oclusão normal.

(B) CARACTERÍSTICAS GERAIS E IMPLICAÇÕES ORAIS DE ALGUMAS OUTRAS ANOMALIAS CRÂNIO-FACIAIS:

Doença/Síndrome	Características médicas gerais	Anomalias orais/dentárias
Síndrome de Ehlers-Danlos	Anomalias cardiovasculares e respiratórias, possíveis defeitos plaquetários	Doença periodontal (rara), microdontia, anomalias radiculares, morfologia da polpa Pedras
Síndrome de Treacher Collins	Anomalias cardíacas, perda de audição, aumento do risco de carcinoma do esófago	Hipoplasia malar e mandibular, fendas, má oclusão, espaçamento, dentes ectópicos e hipoplásicos, microstomia, fístulas orais cegas
Síndroma de Turner	Escoliose, perda de audição, hipertensão, defeitos cardíacos/murmúrios	Retrognatia, redução da altura da coroa e do comprimento da raiz, diminuição da espessura do esmalte
Síndroma de Marfan	Anomalias cardíacas e respiratórias	Palato alto arqueado, anomalias da ATM
Síndrome óculo-facio-cardio-dentário	Insuficiência renal, deficiência auditiva	Caninos radiomegálicos, erupção atrasada, ápices abertos, más oclusões

POLÍTICA DE GESTÃO DE PACIENTES COM ANOMALIAS CRANIOFACIAIS (AAPD 2012)[65]

Uma criança que nasce com anomalias craniofaciais tem problemas múltiplos e complexos, incluindo problemas alimentares e nutricionais precoces, doenças do ouvido médio, deficiências auditivas, desvios na fala e na ressonância, anomalias dentofaciais e ortodônticas e problemas de adaptação psicossocial.

Foram identificados vários princípios fundamentais como essenciais para um tratamento craniofacial ótimo. Estes princípios são:

1. O tratamento de doentes com anomalias craniofaciais é melhor assegurado por uma equipa interdisciplinar de especialistas. 1 Estas equipas são compostas por profissionais de saúde qualificados das áreas médica, cirúrgica, dentária e afins, que trabalham em conjunto num sistema coordenado. Deve ser incluído na equipa um coordenador de cuidados ao doente designado para ajudar na coordenação dos cuidados aos doentes e às suas famílias/cuidadores.

2. Os cuidados óptimos para os pacientes com anomalias craniofaciais são prestados por equipas que vêem um número suficiente destes pacientes todos os anos para manter a perícia clínica no diagnóstico e tratamento.

3. A altura ideal para a primeira avaliação é nas primeiras semanas de vida e, sempre que possível, nos primeiros dias. No entanto, o encaminhamento para avaliação e tratamento por uma equipa é adequado para doentes de qualquer idade.

4. Desde o primeiro contacto com a criança e a família, devem ser envidados todos os esforços para ajudar a família a adaptar-se ao

nascimento de uma criança com uma anomalia craniofacial e às exigências e ao stress que daí resultam para a família.

5. Os pais/cuidadores devem receber informações sobre os procedimentos de tratamento recomendados, opções, factores de risco, benefícios e custos para os ajudar a: (1) tomar decisões informadas em nome da criança; e (2) preparar a criança e a si próprios para todos os procedimentos recomendados. A equipa deve solicitar ativamente a participação e colaboração da família no planeamento do tratamento. 1,2 Quando a criança tiver maturidade suficiente para o fazer, deve também participar nas decisões relativas ao tratamento.

6. Os planos de tratamento devem ser elaborados e aplicados com base nas recomendações da equipa.

7. Os cuidados devem ser coordenados pela equipa, mas devem ser prestados a nível local sempre que possível; no entanto, os procedimentos complexos de diagnóstico ou cirúrgicos devem ser restringidos a grandes centros com instalações de tratamento adequadas e prestadores de cuidados experientes.

8. É da responsabilidade de cada equipa ser sensível aos factores linguísticos, culturais, étnicos, psicossociais, económicos e físicos que afectam a relação dinâmica entre a equipa, o doente e a sua família.

9. É da responsabilidade da equipa monitorizar os resultados a curto e a longo prazo. Assim, o acompanhamento longitudinal dos doentes, incluindo a documentação e a manutenção de registos adequados, é essencial.

10. A avaliação dos resultados do tratamento deve ter em conta a satisfação e o bem-estar psicossocial do paciente, bem como os efeitos sobre o crescimento, a função e a aparência.

Os pacientes com anomalias craniofaciais necessitam de cuidados dentários ao longo da vida como resultado direto da sua condição e como parte integrante do processo de tratamento. Deve ser estabelecido um lar dentário no prazo de 6 meses após a erupção do primeiro dente e, o mais tardar, aos 12 meses de idade. Inclui exames de saúde oral, controlo de cáries e tratamento dentário preventivo, restaurador e protético, conforme necessário. Como membros da equipa interdisciplinar de médicos, dentistas, patologistas da fala e da linguagem e outros profissionais de saúde afins, os dentistas pediátricos devem prestar serviços dentários em estreita cooperação com os seus colegas de ortodontia, cirurgia oral e maxilofacial e protética. Todos os especialistas em medicina dentária devem assegurar que:

1. Devem ser utilizadas radiografias dentárias, radiografias cefalométricas e outras modalidades de imagiologia, conforme indicado, para avaliar e monitorizar o crescimento e o desenvolvimento dentário e facial.

2. Os registos de diagnóstico, incluindo modelos de estudo dentários devidamente ocluídos, devem ser recolhidos a intervalos adequados para pacientes em risco de desenvolver má oclusão ou discrepâncias maxilo-mandibulares.

3. À medida que a dentição primária irrompe, a avaliação da equipa deve incluir um exame dentário e, se esses serviços ainda não estiverem a ser prestados, o encaminhamento para os prestadores de serviços adequados para o controlo das cáries, medidas preventivas, cuidados de restauração e gestão do espaço.

4. Antes de a dentição primária ter completado a erupção, os componentes esqueléticos e dentários devem ser avaliados para determinar se uma má oclusão está presente ou em desenvolvimento.

5. Dependendo dos objectivos específicos a atingir e também da idade em que o paciente é inicialmente avaliado, o tratamento ortodôntico da má oclusão pode ser realizado na dentição decídua, mista ou permanente. Em alguns casos, o tratamento ortodôntico pode ser necessário em todos os 3 estágios.

6. Embora deva ser evitado o tratamento ortodôntico ativo contínuo desde a dentição mista precoce até à dentição permanente, cada fase da terapia ortodôntica pode ser seguida de contenção e observação regular. A contenção ortodôntica para a dentição permanente pode prolongar-se até à idade adulta.

7. Para alguns pacientes com anomalias craniofaciais, podem ser indicados aparelhos ortodônticos funcionais.

8. Para os doentes com anomalias craniofaciais, o tratamento ortodôntico pode ser necessário em conjunto com a correção cirúrgica (e/ou osteogénese de distração) da deformidade facial.

9. A falta congénita de dentes pode ser substituída por um aparelho removível, por uma ponte de restauração fixa ou por implantes osseo-integrados.

10. Os doentes devem ser acompanhados de perto relativamente a doenças dentárias e periodontais.

11. A obturação protética das fístulas palatinas pode ser necessária em alguns doentes.

12. Nalguns doentes, pode ser utilizado um dispositivo protésico da fala para tratar a inadequação velofaríngea.

CONCLUSÃO

As pessoas com deficiências e outras necessidades especiais apresentam desafios únicos para os profissionais de saúde oral no planeamento e execução do tratamento dentário. O esquema de planeamento do tratamento dentário apresentado incentiva o profissional de saúde oral a considerar plenamente as múltiplas descobertas médicas, sociais, psicológicas e dentárias ao preparar as recomendações de tratamento para um paciente com necessidades especiais. Se estes factores forem totalmente integrados, as recomendações de tratamento resultantes oferecem a melhor hipótese de ajudar o indivíduo a alcançar e manter uma saúde oral para toda a vida. O consultório dentário pediátrico, se disponível, torna-se a casa dentária das crianças com necessidades especiais até se tornarem adultas, altura em que recebem alta para a comunidade para continuarem a ser tratadas pelo dentista geral. É importante proporcionar um lar dentário às crianças com deficiência. Um domicílio dentário é descrito como uma fonte de cuidados contínua, abrangente, coordenada, compassiva e culturalmente competente, centrada na família, que pode oferecer uma oportunidade notável, tanto para o sector público como para o sector privado, de influenciar o acesso e os indicadores de gestão da qualidade dos pacientes com necessidades especiais.

O profissional de medicina dentária pode fazer muitas coisas para melhorar a saúde e o bem-estar das crianças com deficiência. É importante não classificar a pessoa como "deficiente", mas como um ser humano que precisa de cuidados de saúde.

A comunicação é vital no tratamento de doentes com necessidades especiais. Os cuidados domiciliários são também de grande importância. É importante que o prestador de cuidados ou os pais supervisionem a escovagem e o uso do fio dental nos dentes da criança, especialmente ao deitar. A criança pode ser independente nesta atividade após cada refeição, para que se sinta motivada e suficientemente independente para realizar tais actividades. Recomenda-se a utilização de um dentífrico com flúor, com a supervisão dos pais, e deve ser utilizado em quantidades muito pequenas para evitar o engasgamento. As escovas podem ser modificadas aumentando o tamanho do cabo para melhorar a aderência e podem ser utilizados diferentes métodos de posicionamento para aumentar a visibilidade.

A consideração das necessidades especiais de tratamento na ansiedade dentária é importante no que respeita à capacidade do doente para receber cuidados dentários. Além disso, o sentimento de realização do doente assim que o tratamento é recebido, especialmente para os doentes que se consideravam "causas perdidas", pode traduzir-se num sentimento de capacitação que, muitas vezes, conduz a um nível global mais elevado de autoestima e confiança, que se estende a muitas questões da vida.

O tratamento de um indivíduo com ansiedade ou fobia dentária pode revelar-se muito gratificante para a equipa dentária. Estes pacientes precisam desesperadamente de cuidados dentários abrangentes com ênfase nas suas necessidades especiais e ficam muito agradecidos com o tratamento fornecido por profissionais sensíveis. As experiências positivas, como as de uma reabilitação bem sucedida de uma fobia, produzem "embaixadores da boa vontade", que encaminham muitos potenciais pacientes para o consultório dentário. O tratamento do doente com cuidados especiais é um desafio para o dentista assistente e para o anestesista dentário. O objetivo é ter um doente livre de doença e dor, restaurado com uma utilização estética e funcional da sua cavidade oral. O desafio é incorporar as considerações médicas, físicas, comportamentais, financeiras e de higiene oral do doente neste objetivo. Por vezes, pode ser um processo frustrante para o dentista, o prestador de cuidados e o doente. Os benefícios para a saúde de um tratamento bem sucedido do doente são enormes. A satisfação para o dentista é ver um sorriso saudável.

REFERÊNCIAS

1. Bhambal A, Jain M, Saxena S, Kothari S Protocolo preventivo de saúde oral para indivíduos com deficiência mental - uma revisão. J. Adv Dental Research 2011 janeiro, Vol II: Edição I. 2.Salama FS, Kebriaei A, Durham T . Cuidados orais para pacientes com necessidades especiais: A Survey of Nebraska General Dentists. Pediatr Dent. 2011 Sep-Oct;33(5):409-14.

3. Khalfan. H.K. Telecomunicações para os deficientes. Fórum Mundial da Saúde 1992,13:84-87.

4. Conselho Indiano de Investigação Médica. Prevention of Disability in Children (Prevenção da Deficiência em Crianças). Boletim do ICMR, 2007; 37: 9-16

5. Nelson LP, Getzin A, Graham D, Zhou J, Wagle EM, McQuiston J, Mclaughlin S, Govind A, Saddof M, Huntington NL. Unmet Dental Needs and Barriers to Care for Children with Significant Special Health Care Needs (Necessidades Dentárias Não Satisfeitas e Barreiras aos Cuidados para Crianças com Necessidades Significativas de Cuidados de Saúde Especiais). Pediatr Dent. 2011 Jan-Fev;33(l):29-36.

6. Oredugba FA, Akindayomi Y. Estado de saúde oral e necessidades de tratamento de crianças e jovens adultos que frequentam um centro de dia para indivíduos com necessidades especiais de cuidados de saúde. BMC Oral Health. 2008 Oct22;8:307.

7. Ankola AV, Nagesh L.Hegde P ,Karibasappa GN. Primary dentition status and treatment needs of children with cleft lip and/or palate. J Indian Soc Pedod Prev Dent, 2005 Jun;23(2):80-2.

8. Bhowate R, Dubey A. Dentofacial changes and oral health status in mentally challenged children. J Indian Soc Pedod Prev Dent. 2005 Jun;23(2):71-3.

9. Dao LP, Zwetchkenbaum S, Inglehart MR. General dentists and special needs patients: does dental education matter? J Dent Educ. 2005 Oct;69(10):1107-15.

10. Conselho de Cuidados Inclusivos para Crianças de Amador e Calaveras. All Children Are Special: How to Know When a Child Needs Help. Um manual para pais e prestadores de cuidados infantis. junho de 2005.

11. Casamassimo PS. Children With Special Health Care Needs; Patient, Professional and Systems Issues (Crianças com Necessidades Especiais de Cuidados de Saúde; Questões relativas aos Pacientes, Profissionais e Sistemas). Documento de referência sobre interfaces de saúde oral pediátrica: 2005.

12. Rao D , Amitha H , Munshi AK. Oral hygiene status of disabled children and adolescents attending special schools of South Canara, India. Hong Kong Dental Journal 2005;2:107-13.

13. Bimstein E, Wilson J, Guelmann M, Primosch RE. The relationship between oral and demographic characteristics of children with asthma. J Clin Pediatr Dent. 2006 Winter;31(2):86-9.

14. Korbmacher HM,Limbrock JG, Kahl-Nieke B. Avaliação a longo prazo da função orofacial em crianças com síndrome de Down após tratamento com uma placa estimuladora de acordo com Castillo Morales. J Clin Pediatr Dent. 2006 verão;30(4):325-8.

15. Buduneli N, Cogulu D, Kardesler L. Kutukyuler N.Dental findings and treatment in consanguinity associated congenital chronic familial neutropenia.

16. Loeppky WP, Sigal MJ. Patients with special health care needs in general and pediatric dental practices in Ontario (Pacientes com necessidades especiais de cuidados de saúde em consultórios dentários gerais e pediátricos em Ontário). J Can Dent Assoc. 2006 Dec;72 (10): 915

17. Crall JJ. Melhorar a saúde oral dos indivíduos com necessidades especiais de cuidados de saúde. Pediatr Dent. 2007 Mar-Abr;29(2):98-104.

18. Hernandez PJ. Perspectivas de um pai e de um provedor para crianças com necessidades especiais de cuidados de saúde. Pediatr Dent. 2007 Mar-Abr;29(2): 105-7.

19. Edelstein BL. Conceptual Frameworks for Understanding System Capacity in the Care of People with Special Health Care Needs (Estruturas Conceptuais para a Compreensão da Capacidade do Sistema nos Cuidados de Pessoas com Necessidades Especiais de Cuidados de Saúde). Pediatr Dent. 2007 Mar-Abr;29(2):108-16.

20. Anderson B. A Look Back: Lessons in Family Activism and Recommendations to Address Today's Oral Health Challenges for Children with Special Health Care Needs (Lições sobre o Ativismo Familiar e Recomendações para Enfrentar os Desafios de Saúde Oral de Hoje para Crianças com Necessidades Especiais de Cuidados de Saúde). Pediatr Dent. 2007 Mar-Abr;29(2): 117-22.

21. Balzer J. Improving Systems of Care for People with Special Needs: The ASTDD Best Practices Project. Pediatr Dent. 2007 Mar-Abr;29(2): 123-8.

22. McTigue DJ. Educação dentária e pacientes com necessidades especiais: desafios e oportunidades. Pediatr Dent. 2007 Mar-Abr;29(2): 129-33.

23. Rader R. The Emergence of the American Academy of Developmental Medicine and Dentistry: Educating Clinicians about the Challenges and Rewards of Treating Patients with Special Health Care Needs (Educar os Clínicos sobre os Desafios e Recompensas do Tratamento de Pacientes com Necessidades Especiais de Cuidados de Saúde). Pediatr Dent. 2007 Mar-Abr;29(2): 134-7.

24. Keels MA. Políticas e Directrizes Fora da Academia Americana de Odontopediatria: Influenciando os Cuidados de Saúde Oral para Pessoas com Necessidades Especiais de Cuidados de Saúde. Pediatr Dent. 2007 Mar-Abr;29(2): 140-2.

25. Lederman CS. Necessidades especiais e bem-estar infantil: curando a criança. Pediatr Dent. 2007 Mar-Abr;29(2): 143-5.

26. Backman B, Grever-Sj Slander AC, Bengtsson K, Persson J, Johansson I. Children with Down syndrome: oral development and morphology after use of palatal plates between 6 and 48 months of age. Int J Paediatr Dent. 2007 Jan;17(1):19-28.

27. Kedzierawski DT. Dental Needs and Status of Autistic Children; Results From the National Survey of Children's Health. Pediatr Dent. 2008 |AN I FEV;30(1):54-8.

28. Dehaitem MJ, Ridley K, Kerchbaum WE, Inglehart MR. Dental Hygiene Education About Patients with Special Needs: A Survey of U.S. Programs. JDent Edu.2008 Sep; 72(9): 1010-19.

29. Dougherty NJ. Uma Revisão da Paralisia Cerebral para o Profissional de Saúde Oral. Dent Clin N Am 2009 Apr;53(2):329-38.

30. Raposa KA. Gestão comportamental para pacientes com distúrbios intelectuais e de desenvolvimento. Dent Clin N Am 2009 Apr; 53(2):359-73.

31. Nussbaum BL. Dental Care for Patients Who Are Unable to Open Their Mouths (Cuidados dentários para pacientes que não conseguem abrir a boca). Dent Clin N Am 2009 Apr; 53(2):323-28.

32. Robblns MR. Dental Management of Special Needs Patients Who Have Epilepsy (Gestão dentária de pacientes com necessidades especiais que têm epilepsia). Dent Clin N Am 2009 Apr; 53(2):295-09.

33. Voytus ML. Evaluation, Scheduling, and Management of Dental Care Under General Anesthesia for Special Needs Patients (Avaliação, Programação e Gestão de Cuidados Dentários sob Anestesia Geral para Pacientes com Necessidades Especiais). Dent Clin N Am 2009 Apr; 53(2):243-54.

34. Waldman HB, Rader R, Periman SP . Questões relacionadas com a saúde para indivíduos com necessidades especiais de cuidados de saúde. Dent Clin N Am 2009 Apr; 53(2): 183-93.

35. Halligan KP, Halligan TJ, Jeske AH, Koh SH. HIV: Medical Milestones and Clinical Challenges (Marcos médicos e desafios clínicos). Dent Clin N Am 2009 Apr; 53(2):311-22.

36. Ferguson FS, Cinotti D, Home Oral Health Practice: The Foundation for Desensitization and Dental Care for Special Needs. Dent Clin N Am 2009 Apr; 53(2):375-87.

37. Davis MJ. Issues in Access to Oral Health Care for Special Care Patients (Questões no acesso a cuidados de saúde oral para pacientes com cuidados especiais). Dent Clin N Am 2009 Apr; 53(2); 169-181.

38. Thikkurissy S, Lal S. Oral Health Burden in Children with Systemic Diseases (Carga de Saúde Oral em Crianças com Doenças Sistémicas). Dent Clin N Am2009Apr;53(2):351-57.

39. Romer M, Dougherty NJ. Oral Self" Injurious Behaviors in Patients with Developmental Disabilities (Comportamentos autolesivos orais em pacientes com deficiências de desenvolvimento). Dent Clin N Am 2009 Apr; 53(2);339-50.

40. Glassman P, Subar P. Planning Dental Treatment for People with Special Needs (Planeamento do tratamento dentário para pessoas com necessidades especiais). Dent Clin N Am 2009 Apr; 53(2): 195-205.

41. Slovin M, Wasserman JF. Special "Needs of Anxious and Phobic Dental Patients" (Necessidades especiais de pacientes dentários ansiosos e fóbicos). Dent Clin N Am 2009 Apr, 53(2):207-19.

42. Solomowitz BH. Treatment of Mentally Disabled Patients with Intravenous Sedation in a Dental Clinic Outpatient Setting (Tratamento de Pacientes com Deficiência Mental com Sedação Intravenosa num Ambulatório de Clínica Dentária). Dent Clin N Am 2009 Apr; 53(2):224-42.

43. Marshall J, Sheller B, Mancl L. Caries. Risk Assessment and caries status of children with autism (Avaliação de risco e estado da cárie em crianças com autismo). PediatrDent. 2010 Jan-Fev;32(l):69-75.

44. Thomas MS, Parolia A, Kundabala M, Vikram M. Asthma and oral health: a review. Aust. Dent J 2010; 55: 128-33.

45. Goldberg EM, Ferguson F. Modalidades de tratamento para comportamentos auto-lesivos observados em pacientes com necessidades especiais: 2 relatos de casos. Pediatr Dent. 2010 NOV Dec;32(7):481-85.

46. Rai K, Supriya S, Hegde AM. Knowledge and Oral Health Attitudes among Parents of Children with Congenital Heart Disease (Conhecimentos e atitudes de saúde oral entre pais de crianças com doença cardíaca congénita). International Journal of Clinical Pediatric Dentistry, janeiro-abril de 20H;4(1):25-28.

47. Bayat A, Kosinski RW. Metemoglobinemia em um recém-nascido: relato de caso. Pediatr Dent. 2011 May-Jun;33(3):252-4.

48. Well TN, Bagramian RA, Inglehart MR. Treating patients with autism spectrum disorder-SCDA members' attitudes and behavior. Spec Care Dentist. 2011 Jan-Fev;31(l):8-17.

49. Siddibhavi M B. Oral Health Status of Handicapped Children Attending Various Special Schools in Belgaum City Karnataka. www.webmedcentral.com

50. AAPD. Directrizes sobre a gestão de pacientes dentários com necessidades especiais de cuidados de saúde. Directrizes Clínicas da Associação Americana de Odontopediatria, Manual de Referência 2012;34(6): 152-157.

51. Read D, Bethell C, Blumberg SJ, Abreu M, Molina C. An Evaluation of the Linguistic and Cultural Validity of the Spanish Language Version of the Children with Special Health Care Needs Screener. Matern Child Health J. 2007 Nov;11(6):568-85.

52. Bethell CD, Read D, Blumberg SJ, Newacheck PW. What is the Prevalence of Children with Special Health Care Needs? Toward an Understanding of Variations in Findings and Methods Across Three National Surveys (Para uma Compreensão das Variações nos Resultados e Métodos em Três Inquéritos Nacionais). Matern Child Health J. 2008 Jan;12(l):l-14.

53. Gupta PV, Hegde AM. Compreensão e Gestão da Criança Especial em Odontopediatria. Jp Medical Pub, 2012.

54. ttp://www.rightdiagnosis.com/m/mental_retardationJpterygia_shortness_dis a aparência facial distintiva/sintomas-htm.

55. Klein U. Nowak AJ. Transtorno autista: uma revisão para o odontopediatra. Pediatr Dent. 1998 Sep-0ct;20(5):312-7.

56. Pilcher ES.Dental care for the patients with down syndrome. Down Syndrome Research and Practice. 1998;5(3);111-116.

57. Sankar C, Munkur N. Cerebral palsy-definition, classification, etiology and early diagnosis .Indian J Pediatr. 2005 Oct;72(10):865-8.

58. Ganem I. Cuidados com necessidades especiais em medicina dentária/ou crianças. Crest® Oral-B® no curso de formação contínua da dentalcare.com, 12 de dezembro de 2011.

59. Alamo SM, Soriano YJ, Perez MG. Considerações odontológicas para o paciente com diabetes. J Clin Exp Dent. 2011 ;3(l):e25-30

60. http://www.irishheart.ie/iopen24/congenital-heart-disease-t-57.html

61. S.G. Damle. Livro de texto de Odontopediatria. Quarta edição. Publicação Arya 2012

62. Proctor R, Kumar N, Stein A, Moles D, Porter S. Oral and dental aspects of chronic renal failure. J Dent Res. 2005 Mar;84(3):199-208.

63. Mahoney EK, Kumar N, Porter SR. Effect of visual impairment upon oral health care: a review. Br Dent J. 2008 Jan26;204(2):63-7.

64. Meena Kaler. Medicina dentária para cuidados especiais. Parte três: dificuldades de aprendizagem. Dental Nursing junho de 2011Vol7No6.

65. AAPD. Política de Gestão de Pacientes com Fenda Labial/Palatina e Outras Anomalias Craniofaciais. MANUAL DE REFERÊNCIA V 34 / NO 6 12 / 13.

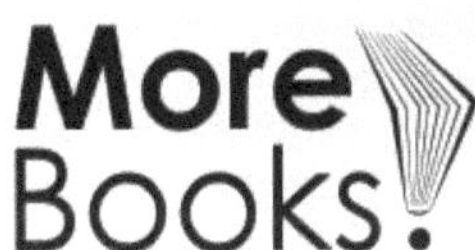

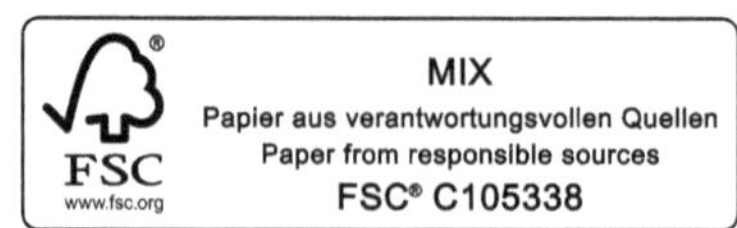

MIX
Papier aus verantwortungsvollen Quellen
Paper from responsible sources
FSC® C105338

Printed by Books on Demand GmbH, Norderstedt / Germany